U0222523

安全变美

龙笑 著

上海科学技术文献出版社
Shanghai Scientific and Technological Literature Press

果麦文化　出品

序章 美没有标准答案 —————————001

1月 建立对美的理性认知

目录

3 月 健康的肤色就是美

4月 自内而外的少女感

IV

5 月 自信的你，最美

V

6月 入夏护肤指南

7 月 热爱，是盛夏的回响

8月 健康的体态，比婀娜的身材更重要

9 月　幸福密码：私密健康，好孕相伴

目录

10 月 除皱祛斑，面部年轻化的方法

X

11月 身体、头发、手足的养护

12月 护肤、医美总结与“避坑”

XII

美没有标准答案

美是存在于大家心中的。

美是一个主观的指标，受教育背景、生活环境、社会媒体等多方面因素的影响。

人们对美的诉求，也随着时代变迁而改变。

我们试图解读大众心中认为的美，也试图分析他们心中认为的不美。

本书志在将千千万万爱美者可能面临的安全隐患，以科普的方式杜绝于源头。

您是否会因为容貌、身材，而感到焦虑？

时间流逝、年龄增长，我们的容颜、皮肤状态、身体活力，会不可避免地出现不同程度的衰退，这是自然界的规律，所以，请放轻松，从容应对。

实际上身材与容貌焦虑，和媒体渲染的审美观有一定的关系。

前些年的网红小游戏：反手摸肚脐、锁骨放硬币，女明星带秤吃饭等，都在潜移默化地制造焦虑。我曾在门诊碰到年轻女孩跟我说："我看到BM女孩（指身材较好的女孩）的体重标准，我超过了，是不是应该吸脂？"事实上，您要有点肉肉，才能扛住疾病的袭击，脂肪组织是雌激素分泌的受体，在保证女孩子正常的月经分泌、生育功能等方面，都是非常重要的。作为医生，我们不希望看到大家盲目跟风，以别人的审美为美，尤其不希望这种价值观传递给未成年人。

再比如大家在电视上看到某些明星的表情不自然，是因为医美手术改变了他的面部肌肉的走向。大家正常笑的时候，嘴角是上扬的，面部肌肉是收缩的，眼角是有点鱼尾纹的，但过度地追求紧致提升，就会跟正常面部表情的活动方向不一致，一旦说话做表情，动态就不美了，这种是我们不提倡的。如果为了不动、不说话、不笑的时候，拍出一张看起来很美的照片，而牺牲表情的交流功能，那么不论静态多好看，大家也不会认为这是美。

没有健康就没有美，这是一切美的前提。

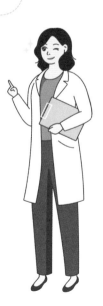

关于医美，确实可以做到用很自然的方法，让皮肤状态更好、让人看起来更年轻，这种方法是可以选择的，能让大家受益。

现在整形美容的手段越来越丰富，但有一条是整形永远整不出来的：那就是您的仪态。

仪态一方面来自"腹有诗书气自华"；另一方面是要经常锻炼保持良好的身材，以及养成健康的饮食习惯。

内外兼修，才能自在优雅。

本书会顺应一年四季的更迭，每天与您分享一点关于"安全变美"的小知识。

了解医美整形的前世今生

据《晋书》记载，
第一个已知的唇裂
修复术由中国医生
成功进行。

古埃及医学文献《艾
德温·史密斯纸草文
稿》，提到了对鼻子
骨折进行整形修复的
治疗方法。

公元前400年

公元前1600年

公元前600年

印度医学文献《妙闻集》
（作者是被称为"整形外科
之父"的印度医生妙闻），
记录了皮肤移植技术。

"梅毒"盛行导致有人因感染病毒而鼻子腐烂变形，意大利的外科医生卡斯帕·塔利亚考奇（Gaspar Tagliacocci, 1546—1599)，用病人的上臂单蒂皮瓣重建鼻子。

人民生活稳定向好，整形外科的需求，从重建器官逐步过渡到容貌改善。

战后

文艺复兴时期

21世纪

20世纪

由于宗教、文化等因素，整形外科领域进展缓慢；直至20世纪，战争加速了整形外科发展。经历过第一次世界大战的医生建立了整形外科医师协会；第二次世界大战期间整形外科技术进一步发展，如四肢功能重建、皮肤移植、显微外科等。

整形外科项目不断创新迭代，医美作为消费型医疗的代表之一，无论是技术创新，还是受众需求，均呈现爆发式增长。

今天的医美整形，持续承担着为人们改善生命质量的责任。

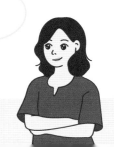

005

1

关于医美整形的心理

医美整形也会涉及心理学方面的问题。

国外的研究者做过一项研究：针对罹患抑郁症、由于经常皱眉而产生较深"川"字纹的患者，通过肉毒素的作用让眉头舒展，患者每天照镜子时，看到的自己都是比较愉悦的状态，在一段时间后再次进行抑郁评分，发现病情有所改善。医美确实在这方面给人带来了正向反馈。

但我们也碰到不少求美者，把生活和工作上遇到的一些问题，怪罪在身体的某一个器官上，比如说一定要瘦脸，要特别特别瘦，而不去注意年龄和整体面部美的问题。最后结果是脸瘦了，但整体并不美，这就背离了医学美容治疗的初衷。

医美整形纠纷的维权

医美整形的纠纷，可以寻求医疗纠纷调解委员会（医调委）解决，它是专门为群众处理此类纠纷的组织。医调委会邀请相对权威的第三方专家，进行事故方面的鉴定，给予合理的解决意见，这是大家可以寻求维权的正规渠道。

如果在国外接受了整形手术，一旦出现安全事故纠纷，难以维权。前些年的出国整形热潮，伴随的是一系列医美安全事故，如媒体曝光的由于麻醉不当导致吸脂死亡的案例。如果选择出国整形，由于语言差异问题，可能导致您对医疗机构以及为您手术的医生了解不充分，最终整形失败。希望大家不要被过度的宣传所诱惑，在选择出国整形前一定要慎重。

3

整容失败的补救

在门诊，我们会见到各种类型的整形失败案例，有一些是我们能够帮助改善的，但往往需要花较长时间进行多次手术修复；而有一些，例如接受了非法材料的注射等，通常没有办法或很难改善。比如将违规的生长因子打到皮下，皮下软组织就可能不受控制地慢慢增长，但由于求美者往往接受的是全面部注射，医生没有办法把已被皮下组织吸收的材料彻底去除。求美者在接受注射的时候觉得很简单，就是皮下打一针而已，然而最终的并发症往往让我们觉得很痛心。

所以，选择正规的医院、合格的医生、合规的产品非常重要，这能避免一些违规、违禁甚至只能外用的药物被打进您的身体里。一旦出现非法注射物引起的并发症，后果不堪设想。

千万别在追求变美的路上，因一时疏忽，忘了安全防线。请务必将"安全变美"牢记在心！

写给想做医美和整形的你

1. 内心明确：医美不是为了讨好某个人，而是为了成为更好的自己。

2. 医美确实有很多注射类的项目，不要当成小事。任何有创操作都涉及医疗安全，医疗美容最常见的并发症往往是不明注射材料（药品）导致的。首先要保证注射项目的安全。

3. 确认为您提供医疗美容服务的医院、医疗机构和医生均具备相应资质，负责全麻的麻醉医生具备麻醉师资质。

保留了自己特点的美，才最容易被铭记。

期待与您一起，安全变美。

1月

建立对美的
理性认知

小寒　大寒

寒风凛冽，天气干燥

您好，一月。

新年伊始，万象更新。

大家对新年，都有着美好的向往，那么在变美这件事上，您的心愿是什么呢？

相信很多爱美人士都希望自己"更瘦一点""更美一些""皮肤更白皙一些"……而美是一种主观感受，我们需要优先建立对美感的理性认知，继而由内而外、整体考虑如何变美，才能制定切实可行的目标，循序渐进地改善，直至拥有良好的仪态。

《安全变美》的第一章节，我将和大家分享一些冬季的肌肤护理和医美整形前必须了解的入门级安全知识，这样当您有生活美容、医疗美容和整形需求时，才能不盲从，而是先思考自己需要什么，判断当下热门的项目是不是真的适合自己。

同时，我也会分享一些变美新观念、合理的资金与时间规划、科学护肤的要领、正确的医美项目规划，帮大家事半功倍。

在一年中最寒冷的月份，改善发质及全身肌肤干燥问题，适当地提高肌肉含量，补充优质蛋白帮助身体御寒等，这些有效帮助身体恢复较佳状态的方式方法，都是从生活的细微之处提示您：原来变美也没那么难。

接下来，请随我一同开启变美的旅程吧。

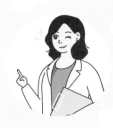

原来变美并没有那么难，开启属于您的变美旅程吧

1 日 许下 3 个新年变美的愿望吧

内在与外观同样重要：新年新期盼，不妨静下心来，将内心渴望的改变写下来，可以分为在外观上希望改变的地方和向内探索自身的成长；为了更好地达成心愿，真切地感受自身的变化，制定的目标一定要具体或者能量化出来。

❌ **错误示范：想变美、想变瘦、想变白！**

✅ **正确示范：希望在7月到来之前，练出马甲线；**
希望每天睡足8小时的美容觉；希望改善痘痘肌等。

只有制定明确的目标，才能更好地开展行动，愿望也能更好地达成！

变美心愿清单

（每栏可填写多个变美心愿，最终勾选出最希望改变的 3 处，并为之努力！）

☐ **头发** （头皮和头发外观）	
☐ **面部皮肤** （脸型轮廓及五官）	
☐ **身体皮肤** （肢体／手足）	
☐ **乳房与私密**	
☐ **心灵的需求**	

2日 不要幻想一劳永逸，坚持科学变美

有了清晰的目标，如何科学地开启计划呢？
可以从以下两个方面着手：

1 做好时间管理

固定每天花在变美、护肤的时间，尽量控制在60分钟之内，其余时间
留给高质而充实的生活、学习、运动，以及充足的睡眠等。

改善措施

固定起床和入睡的时间，规律作息，把起床后1小时作为运动及梳妆打
扮的时间段；睡前2小时作为洗漱和肌肤护理的时间段。记得要吃早餐
和避免宵夜！

2 预留"变美基金"

1月

建议把每月花在借外力变美的预算，比如医美、护肤品等，控制在月收
入的一定范围之内。

改善措施

月收入对应的"变美基金账户"金额 ≤ 每月固定收入 ×10%

比如：月固定收入1万元，则每月变美基金账户的可花费金额应小于等
于1000元；当考虑较高的变美消费时，可以制定半年或全年"变美基
金账户"。有了总预算，再进行合理分配，日常生活会轻松从容很多。

注意：
千万不要为了变美而负债累累！

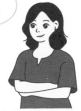

理性认知"美感"

面部五官的比例，轮廓与线条，与脸部的肌肉、脂肪和骨骼密切相关。美学家主张采用黄金切割法分析人的五官比例，也就是我们常常说的：从正面看要有"三庭五眼"，从侧面看要有"四高三低"。

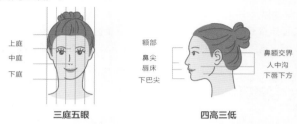

三庭五眼　　　　四高三低

但要知道，这只是面部比例的"标准"，而不是"美"的标准。所以，千万不要以这些所谓的"标准"来衡量自己美不美。从今天开始，要自信，善于发现自己的美。比如：皮肤好是美，运动强是美，眼睛明亮是美，健康是美等。

"美"只是一个形容词，它有千万种样子。

从"头"开始，变帅变美

一头健康的秀发最能体现一个人的精神面貌了，你是否也有头油、头痒或者头屑的问题呢？

健康的头皮生态环境，是由油脂、菌群、代谢平衡三个方面维持的，一旦头皮生态环境失衡了，就会导致各种头发问题，严重的还会造成脂溢性皮炎甚至脱发。

一般情况下，轻度的脂溢性皮炎能依靠酮康唑洗剂进行改善，如果情况严重，就要及时到正规医院的皮肤科挂号治疗。

除此之外，大量紫外线暴晒、过度清洁、倒梳头、经常使用发胶等会损伤头发，影响外观；而少熬夜、健康的饮食和良好的生活习惯对头发的健康也有很大的好处。

5日 冬季头发静电毛糙，如何缓解？

天气冷了，头发静电的烦恼也来了，噼里啪啦的静电不仅令人不舒服，还会严重影响发型的美观。其实，头发产生静电的根本原因是秋冬天气干燥、发丝缺少水分、再加上穿脱衣服的摩擦。

想要赶走静电，一方面可以根据自己的发质情况选择一些滋润型的洗发产品，在发丝上涂抹护发素或每隔一两周做一次发膜，改善头发毛糙；另一方面，热风也会诱发静电，可以尽量选用吸水性好的干发帽以按压方式擦拭头皮及发丝水分后，将吹风机调到接近体温的恒温模式，把发根处吹干，发梢吹至七成干即可。此外，在室内使用加湿器，让环境保持湿润，也可以减少静电产生。

6日 过度洁面，警惕洗出敏感肌

你有没有发现你的脸越洗皮肤越差了？

搓完这里再揉揉那里，卸妆油、洗面奶、洁面仪、磨砂膏、清洁面膜……很多皮肤问题都是清洁方式不正确导致的！

警惕洗脸的两大误区

❌ 脸洗得越"干净"越好　　❌ 首选清洁力强的产品

日常面部分泌的油脂主要是对皮肤起到滋润保湿的作用，如果过度洁面去除的脂质过多，就容易导致皮肤屏障受损，洗出敏感肌。除此之外，洁面产品的选择也很重要，大家可以观察一下，适合你肤质的洗面奶的特点是：能将脸部洗干净的同时，皮肤没有紧绷感，也能让肌肤保持在湿润的状态。

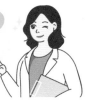

注意事项

常化妆的朋友可以选择卸妆油类产品（减少卸妆摩擦）搭配温和的洁面产品，或选择洗卸合一的洁面产品，减少日常清洁步骤。

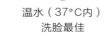

正确的洗脸方式，你知道吗？

1
减少洗脸步骤/次数

2
温水（37°C内）
洗脸最佳

3
使用质地温和的洗面奶

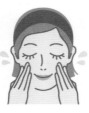

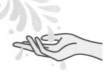

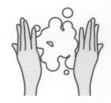

4
洗面奶充分起泡后，
轻轻打圈按摩

5
洁面后
用湿润的毛巾轻按

6
洁面后注意保湿补水

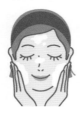

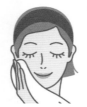

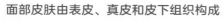

7日 了解面部皮肤结构

面部皮肤由表皮、真皮和皮下组织构成。

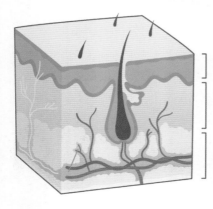

表皮

真皮

皮下组织

> 皮肤的外层，直接体现皮肤的外观和健康状态，决定了皮肤的质感、湿润度和肤色，生活中的皮肤美容在表皮层。

> 可保护皮下组织，增强表皮的屏障功能，对皮肤的弹性、光泽、保湿和张力等起到重要作用。

> 又称皮下脂肪层。

脂肪给人脸部以丰腴感，尤其是颊骨下方凹陷处的颊部脂肪，会使脸颊呈现丰腴或瘦削的不同感觉。

脂肪量多：稚气、年轻、温柔感，女性和儿童的面部脂肪相对饱满。

脂肪量少：成熟、野性、冷酷感，男性和超模较多如此。

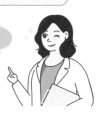

提醒大家

不必一味追求瘦脸或盲目地进行面部填充，在不同年龄段，认真根据自身需求考虑，适合自己的才是最好的。

8日 教你辨别自己的肤质

弄清自己属于哪一种肤质才能更好地护肤，快来测试一下吧。

做完常规洁面之后，不要在脸部涂抹任何护肤品，等待30分钟，观察皮肤状态符合以下的哪一项，就可以知道自己的肤质了。（测试结果仅供参考，想进一步了解的话，还是要咨询专业的机构和医生。）

油性皮肤
全脸出油

敏感性皮肤
皮肤易泛红
红血丝明显

混合型皮肤
T区出油
脸颊其他部位略干燥

干性皮肤
脸部整体干燥、紧绷

中性皮肤
脸部整体感觉水润度适中

9日 皮肤管理和皮肤管理中心

皮肤管理就是美容？其实两者不一样。

医学上的皮肤管理，是指医学治疗结合生活美容的方式，通过对不同年龄患者皮肤状态进行科学化分析，并采用产品、仪器、药品等多种方式进行治疗，解决患者的皮肤问题，使患者的肌肤维持在健康状态。

市面上有很多命名为"皮肤管理中心"的机构，通常被统称为生活美容机构。根据规定，这些机构不可以进行医疗行为。如果患者有进一步的医美整形需求（包括注射针剂类），需前往正规的医疗美容机构就诊。

10日 医美入门怎么选？

市面上的医美项目这么多，新手小白如何根据自己皮肤状况和需求选择呢？

光电类项目

热拉提：祛除皱纹、紧致皮肤等。

热玛吉：紧致皮肤及软组织。

超声刀：缓解皮肤松弛老化、祛除皱纹等。

Fotona 4D：改善面部轮廓、祛除皱纹等。

光子嫩肤：祛斑嫩肤，改善痤疮、毛孔粗大和皮肤粗糙等。

针剂类项目

玻尿酸：填充除皱及塑形等。

肉毒素：改善动力性皱纹、瘦脸等。

水光针：改善肤质、补水保湿等。

整形项目也分级，
医疗类需求需要去医疗机构就诊

整形项目不同，能够开展相应项目的医疗机构和医生资质也不一样。

《医疗美容项目分级管理目录》规定，根据项目复杂程度、技术难度和手术风险，将美容外科项目分为四级。

一级

操作难度 较低	风险指数 较低

对应项目：

头面部： 重唇修复、系带成形术；招风耳矫正术；提眉术；重睑、内眦成形术；下睑袋矫正术；隆鼻术；丰唇、缩唇术；酒窝成形术；颞部填充术；隆颏术；颊脂肪垫去除术等。

乳房、躯干： 乳头内陷矫正术；乳头乳晕缩小术；脂肪抽吸术（吸脂量＜1000ml）等。

会阴部： 处女膜修补术；阴蒂肥大缩小术；小阴唇成形术等。

其他： 体表小肿瘤、酒糟鼻、皮肤肿物切除术；瘢痕切除缝合术；穿耳孔术；皮肤磨削术（面积不超过面部1/4）；腋臭手术；毛发移植术；自体脂肪注射移植术；A型肉毒毒素美容注射。

调整、细化项目： 头面部整形项目修复；头面部假体植入、取出术；面部皮肤磨削术（面积＜1/4面部）。

对应机构： 一级综合医院，具备医疗美容、整形外科经营资格的医疗机构/医疗美容诊所。

二级

操作难度 中等	风险指数 中等

对应项目：

头面部： 耳综合整形矫正术；鼻综合整形矫正术；颞部、额部、中面部除皱术；内窥镜下除皱术。

乳房、躯干： 隆胸；乳房下垂矫正术；乳房液态填充物取出术；脂肪抽吸术（1000ml≤吸脂量＜2000ml）。

会阴部： 阴茎延长术；阴茎增大（增粗）术；阴道紧缩术。

其他： 皮肤扩张器技术。

调整、细化项目： 头面部注射人工材料取出术；乳房假体取出、置换术；乳房假体包膜挛缩修复、下皱襞成形术；面部皮肤磨削术（1/4面部≤面积＜1/2面部）。

对应机构： 设有医疗美容或整形外科的二级和三级综合医院；设有麻醉科及医疗美容或整形外科的门诊部和整形美容医院。

1月

操作难度 较高		风险指数 较大	

三级

对应项目：
头面部： 全颜面皮肤磨削术；全颜面及颌颈部除皱术；不良文饰修复术。
乳房及躯干： 脂肪抽吸术（2000ml≤吸脂量＜5000ml）。
调整、细化项目： 面部皮肤磨削术（面积≥1/2面部）。

对应机构： 设有麻醉科及医疗美容科或整形外科的三级综合医院及整形美容医院

操作难度 高		风险指数 大	

四级

对应项目：
头面部： 颧骨降低术；下颌角肥大矫正术；上下颌骨其他成形术。
乳房、躯干： 巨乳缩小术(乳房肥大+重度下垂)；腹壁成形术。

对应机构： 三级整形外科医院；设有医疗美容科或整形外科的三级综合医院。

12 日 不同年龄段的身材管理，健康体重大不同

不同年龄段，医学上健康的体脂率和体重不同。

体重过百就是胖？其实，健康身材的衡量标准并不仅仅是体重，更重要的是体脂率、腰围等。

体脂率是指人体内脂肪重量在总体重中所占的比例，参照2021年男女标准体脂率对照表，来看看你是否肥胖吧！

性别	年龄	偏瘦	标准 （健康型）	标准 （警戒型）	轻度肥胖	重度肥胖
男性	18—39 岁	5%—10%	11%—16%	17%—21%	22%—26%	27%—45%
	40—59 岁	5%—11%	12%—17%	18%—22%	23%—27%	28%—45%
	60 岁以上	5%—13%	14%—19%	20%—24%	25%—29%	30%—45%
女性	18—39 岁	5%—20%	21%—27%	28%—34%	35%—39%	40%—45%
	40—59 岁	5%—21%	22%—28%	29%—35%	36%—40%	41%—45%
	60 岁以上	5%—22%	23%—19%	30%—36%	37%—41%	42%—45%

女性由于生理特点，体脂率会比男性高一点，如果您不知道自己的体脂率情况，也可以尝试用下面的公式计算一下。

体脂率（成年人）=1.39×BMI+0.16×年龄−10.34×性别−9

其中，女性的性别值为0，男性为1。BMI是指身体质量指数，计算公式是：

体重（千克）÷身高（米）的平方

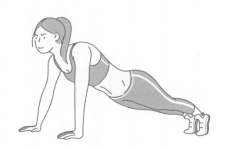

如果想获得更准确的数据，可以去专业的机构进行检测。

13日 提高你的肌肉含量，可以变美

为什么有的人怎么吃都不胖，坐着也能消耗脂肪，你却喝口水都长肉呢？

其实，这跟身体的肌肉含量有关。人体的肌肉含量不仅与寿命和身材好坏相关，同时还影响我们的代谢功能。肌肉含量越多的人，基础代谢率越高，每天会消耗更多的热量，更不容易囤积脂肪。

身体不同部位的抗阻力训练，能帮助我们提高自身的肌肉量。

锻炼肌肉，不仅仅是为了好看，更是为了健康。

14
日

医美整形前，为何一定要面诊？

"只想做个双眼皮，为什么医生一定要面诊呢？"

医美整形属于医疗行为，不同于网上买一件衣服，光看照片是不行的。由于每个患者的基础条件不同，必须要面诊、查体才能制订个性化的治疗方案。

另外，审美具有差异性，面诊沟通一方面是为了让医生更好了解患者的需求，另一方面也便于患者考虑这个医生的方案是否适合自己的情况。只有双方进行充分有效的沟通，才能更好保证术后效果令人满意。

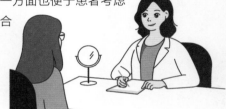

15
日

春节前快速变美指南，
这些医美项目适合冬季且恢复期短

你是不是也想悄悄地变美，过年回家和年后上班可以惊艳所有人呢？

除了化妆之外，一些见效快、恢复期短的医美项目可以在短时间内帮助你快速变美，以下选择供参考，具体请面诊时与你的医美整形医生充分沟通。

● **注射类**：肉毒素注射、玻尿酸填充等，帮助修饰脸部轮廓；

● **非剥脱类激光**：光子嫩肤、热拉提等，帮助皮肤提升紧致、改善皱纹；

● **轻剥脱类激光**：皮秒、二氧化碳点阵等，可以帮助改善肤色、平复痘坑痘印等。

16 日 冬季面部做完医美后，如何护理？

做完医美后，正确的术后护理能够帮助皮肤更好地恢复，达到最佳的变美效果。

对于注射类项目，如玻尿酸填充，短期内注射部位可能轻度肿胀，注意避免过度揉搓与加压；而肉毒素注射后，应注意避免局部热敷、一周内不要蒸桑拿、泡温泉等，避免药物过度弥散。

对于激光类项目，做完后可能会出现短暂的红肿、结痂等，这时可以应用医用修复类产品帮助创面修复，避免热水敷脸、使劲揉搓等，注意结痂后等待它自然脱落。

另外，由于接受治疗后的皮肤需要一段恢复期，短期内要避免使用含果酸、维A酸类的护肤品，可以选择一些帮助皮肤修复屏障的产品，注意外出一定做好防晒！

17 日 嘴唇、手足干裂，试试这样做

天气寒冷，嘴唇和手足都容易干裂起皮，只需要记住这些小技巧！

首先，千万不要舔嘴唇，嘴唇会越舔越干，日常多涂唇膏做好保湿的同时，唇膏的涂抹方式也很重要，可以紧闭双唇，竖着涂抹。

手足部位的护理则可以在睡前用温水洗干净双手双脚，然后厚涂一层凡士林，穿戴好手套和袜子，减轻皮肤与被子衣物之间的摩擦，第二天睡醒就能收获一双美美的手和脚啦！

日常需要勤洗手、做好个人卫生，所以可以常备护手霜，洗完手之后注意涂抹。

18
日

脸颊易发红发烫，有红血丝怎么办？

冬天室内外温差较大，频繁进出，忽冷忽热，就容易导致皮肤发红，注意观察就会发现脸部有红血丝。一般情况下，这是由于面部毛细血管过度扩张导致的。

引起红血丝问题的原因通常有以下两个：

1 频繁去角质、过度刷酸等剥脱行为导致的皮肤屏障脆弱受损。

2 使用了不合格的、含激素的化妆品造成皮肤敏感。

想解决这个问题也非常简单，可在正规医生的指导下，通过染料激光来封闭过度扩张的毛细血管，日常也要注意温和清洁，使用滋润型的护肤品。

要注意的是，如果是运动后，身体大量出汗时出现的脸颊轻微发红，这属于正常现象。

19
日

扔掉你的搓澡巾吧！

冬天许多朋友会用搓澡巾，享受"搓泥"的过程，但实际上搓澡巾并不适合常用，一方面较容易滋生细菌，同时由于搓澡巾的摩擦力过大，角质层可能受到一定的破坏，洗完澡后容易出现皮肤刺痛、干燥、瘙痒等不适。

角质层是皮肤的保护层，失去角质层的保护，各种致病病原容易入侵，引发皮肤问题。身体磨砂膏等产品也不建议过度频繁应用，不要一味追求"搓得干净"。

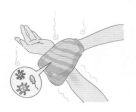

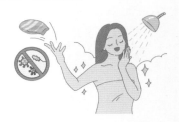

这个冬天，不妨多摄入一些优质蛋白吧！

天气寒冷，保暖御寒除了多添衣物，还可以从饮食方面下手。

与单纯摄入碳水化合物或脂肪相比，摄入蛋白质可更好地提供热能给人体。尤其是优质的蛋白质，在没有肾功能损害等基础疾病的情况下，大家可以适当多摄入一些。

如瘦肉、鸡蛋、鱼类、乳类、豆制品等，这些食物不仅富含优质的蛋白质和人体必需的氨基酸，而且便于人体消化吸收，营养价值也很高。

今天开始，把优质蛋白加入你的食谱当中，让身体暖起来，养出好气色！

不仅是脸蛋，身体也要做好保湿

脸部皮肤需要保湿，身体肌肤也需要！

冬天气温降低，肌肤锁水能力下降，寒冷的天气容易使皮肤紧绷、皲裂，甚至产生细纹，出现衰老的征象。因此在冬天做好肌肤的基础保湿显得尤为重要。

除了脸上要换用滋润型的保湿产品，身体也要注意做好相应的护理。尤其是在手肘、关节、脚后跟等容易受到摩擦、干燥起皮屑的部位，可以着重涂抹润肤霜。

由于日常需要勤洗手保持个人卫生，可以随身携带护手霜，呵护好自己的第二张"脸"。

22
日

打算做医美吗？常见医美药品成分：
肉毒素，你应该了解的知识

肉毒素又被称为肉毒毒素或者肉毒杆菌素，是医疗美容中常见的"宝藏成分"之一。

由于肉毒素对神经肌肉接头的信号传导有阻断作用，在临床上主要用于治疗肌肉痉挛、斜视等。该药物在医疗美容领域则被广泛应用于除皱、肌肉提升等方面，功能十分强大。我们常说的瘦脸针、除皱针等美容项目，通常就是指肉毒素注射治疗。

目前，我国国家药品监督管理局批准的肉毒素共有4款：美国产的保妥适（BOTOX）、英国产的吉适（Dysport）、韩国产的乐提葆（Letybo）以及国产肉毒素衡力（BTXA）。

国产肉毒素和进口肉毒素有什么区别呢？

其实，仅从效果和作用机理来讲，国产肉毒素和进口肉毒素并没有明显的区别，但在制剂和作用范围上，二者会有所不同，所以在美容治疗中，针对身体的不同部位，医生倾向于选择的肉毒素剂量和品牌也会不太一样。

23
日

不要盲目跟风，
如何自测是否适合瘦脸针？

每个女生都渴望拥有一张"巴掌大"的精致小脸，瘦脸针的出现为很多求美者达成了这个心愿。瘦脸针虽然见效快、效果好，是很便捷的"瘦脸"途径，但并不是所有人都适合。

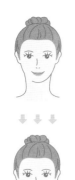

可以教您一个自测是否适合打瘦脸针的小方法：

咬住牙，摸一摸两侧腮帮，会不会有两块肉肉鼓起来？如再松开牙齿后肉肉瘪下去了，则属于咬肌过于发达。如咬牙的时候，虽然也鼓出咬肌，但在肌肉的外面，还有骨头的角，这种情况属于下颌角外翻，导致视觉上脸型的方。只能通过截骨的手术，把骨性凸起削下去，才能够达到改善脸型的效果。

如果想得到更明确的诊断，可以前往专业的机构咨询医生。

24日 瘦脸针注射前的注意事项

如果在医生面诊后，确定了要打瘦脸针，就要做好术前准备和术后护理了。

注射应注意尽量避开生理期，注射前一周不能使用阿司匹林类凝血药物，打针时需要卸妆。术后注射部位会出现皮肤轻微红肿，也许会感到咀嚼无力、针口位置轻微疼痛等，少数人被注射的部位还会有轻微淤血，都属于正常现象。注射后的4—6小时内最好不要洗脸、化妆，不要频繁按摩或揉搓脸部。

如何避免注射后面部凹陷？

这里要强调：注射前与为您注射的医生充分沟通，同时基于面部轮廓结构接受精细化注射量，切勿注射过量。很多人注射后出现面部凹陷，往往与注射剂量、注射位置相关。注射后3—6个月可以找医生复诊，根据情况选择是否再次接受注射治疗。

"万能"玻尿酸分几种？作用大不同

玻尿酸是美容界"扛把子"的存在，相信大家都不陌生了。它还有另一个名字叫"透明质酸"，是人体组织中自然存在且不可缺少的物质。

玻尿酸根据不同的分类和合成方式可以应用在不同的领域，用途十分广泛。

在化妆品成分中，玻尿酸经过合成会化身为透明质酸钠、乙酰化透明质酸（AcHA）和透明质酸交联聚合物等，发挥保湿、锁水和修复等多种功效。

而在医学美容领域，玻尿酸总的来说可分为两种：交联的和非交联的。交联的玻尿酸硬度较高，一般用于面部填充或者除皱；非交联的多用于水光注射等，改善肤质。

由于玻尿酸可被人体吸收分解，一般注射后维持时间不会太长，需要定期多次注射。

玻尿酸分类一览表

分类	用途	特点
【无交联】玻尿酸	颈纹填充 水光针	锁水
【含交联】大分子玻尿酸	鼻子填充 下巴填充	硬、支撑力强
【含交联】小分子玻尿酸	鼻唇沟等表情部位填充	比较软

26
日

水光针 = 玻尿酸补水？
你需要重新认识水光针

什么是水光针？

水光针是现在大家经常做的美容类项目，它的喻意是打完之后皮肤会变得非常水润。水光针针头通常是9针或者16针的密密麻麻一排针，通过多针的方式，把求美者所需要的药液注射到皮肤的深层。

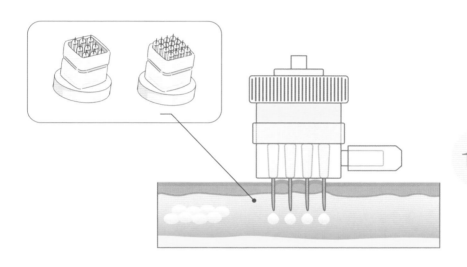

1月

很多人以为水光针就是玻尿酸，其实，玻尿酸只是水光针的其中一种成分而已。除了玻尿酸，根据不同的皮肤问题，应以不同的成分开展治疗。

水光针的常见问题解答

想打水光针又害怕？关于水光针的常见问题，一起看看吧！

1. 打水光针前要注意什么？

明确告知医生你的患病史和过敏史，尤其是有无正在服用药物，经过医生的评估判断，才能接受治疗。

2. 机打好还是手打好？有什么区别？

水光针有两种打法——机打和手打，手打更精准，机打更全面，可以根据医生的建议和患者的需求调整。

3. 水光针的成分越多越好吗？

并不是！治疗就跟吃饭一样，吃多了就会撑！在医生的指导下，一次打1—2种成分就足够了，打多了反而会给皮肤造成负担。

4. 打水光针会越打皮肤越敏感吗？

避免过度频繁注射水光针或者注射不明材料，就可以避免材料引起的皮肤软组织问题。

5. 涂抹式水光针和无针水光怎么选？

目前，市面上的水光针主要有有针水光、无针水光和涂抹式水光三种类型，破皮程度越深，美肤的效果也就越好，所以通常来说有针水光＞无针水光＞涂抹式水光。

6. 打水光针有年龄限制吗？

打水光针并没有明确的年龄限制（成年后均可进行）；它属于有创的项目，建议至少间隔一个月再考虑重新注射。

7. 人人都能打水光针吗？

不是所有人都适合打水光针。如果有凝血障碍、皮肤敏感脆弱或者处于经期、哺乳期和怀孕期，都不适合打水光针。此外还可以咨询专业的医生是否可以接受注射。

8. 打完水光针要注意什么？

刚打完水光针皮肤会比较脆弱，有些人还会有短暂和少量的出血，这都属于正常现象，做好术后护理，一般恢复需要1—3天。

9. 为什么打完水光针没有效果？

皮肤吸收是需要时间的！再好的产品也不会立竿见影，每个人的恢复时间不同，一般一周左右可以见效。

10. 停用水光针后，皮肤会反弹吗？

任何治疗都不是一劳永逸的，如果您疏于保养，皮肤也会慢慢变差。想拥有健康的皮肤，就要从生活的各个方面做好长期的呵护。

28
日

面部整形，先轮廓还是先五官？

一个人的第一感觉和整体气质很大一部分是由面部轮廓决定的，而对于面部整形来说，线条流畅的轮廓是整形的基础，五官整形则是搭配面部轮廓进行的精修手术，所以先定轮廓再定五官在整体视觉上效果会更自然。

轮廓的整形主要包括太阳穴、颧骨、下巴和下颌骨等部位，可以在医生的指导下确定是否需要调整，再根据实际情况来调整五官。

当然了，如果面部轮廓没有问题，那就可以直接做五官的整形手术了，但要注意的是，千万不要跟风去做当下流行的效果和款式，毕竟每个人的面部条件都不同，只有适合自己的，才是最美丽的。

29
日

感到疲惫？试试给身体和皮肤放个假

一整天什么也没做，却感觉很疲惫？

那就偷个懒，给身体做一场SPA吧。如果去不了美容院也没关系，可以在家里舒服地洗一个热水澡，洗去一天的疲劳，让全身的皮肤得到放松，这个时候，可以摒弃繁琐的护肤步骤，做一个"轻断食"式的护肤。

但这并不意味着完全不护肤，基础的清洁（卸妆洁面）、补水保湿（水乳）的步骤是必要的，做完这些之后，可以播上喜欢的轻音乐，点上宁神舒缓的香薰，还可以冥想一会儿，放下所有的疲惫，好好地睡一个"美容觉"。

30日

你应该知道的化妆品安全使用小知识

用了这么多年化妆品，却连盒子上的小图标都不认识！

千万别小瞧这些小图标，每个背后都有特殊的含义，只有了解清楚了，才能更好地使用，防止被商家忽悠。

1 开封后保质期

除了外包装的生产日期及显示的保质期外，这个常见的开口小罐标识是指开封后的保质时间。M指的是月数，数字代表在开封后多久要用完，常见的有"12""24"等。

如图这个"12M"就代表开封后的使用期为12个月，而外包装上标示的保质期，指的是未开封时的存放时间。常规化妆品一般建议开盖后常温干燥保存，6个月内使用完毕，特殊化妆品遵循指导手册进行。

快看看你的化妆品有没有过期吧！

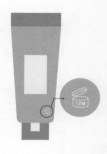

2 双色小箭头

这个双色小箭头标识表示该产品不仅质量符合标准，在生产、使用、消费及处理过程中也符合绿色环保要求，不会对环境造成危害。

3 小火苗

要是你的化妆品包装有这个标识就要小心了！这表示该化妆品属于易燃易爆品，在使用和储存过程中都要注意远离明火。

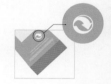

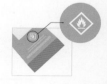

4 功效查询

所有国产已备案的化妆品都能在国家药品监督管理局网站上进行成分和功效查询，当然了，你也可以在购买前让商家提供相应的资料和报告，最重要的是，一定要通过正规的渠道购买！

31 日

别再熬夜啦，熬夜真的会变丑

熬夜的危害可不是危言耸听，熬夜不仅让人变丑，还会让人变胖，甚至变笨！

熬夜一方面容易导致内分泌代谢紊乱，还容易引发黑头、痘痘等各种皮肤问题，同时可能与肥胖、糖尿病、高血压乃至肿瘤的发生发展等有关系，还是要奉劝大家：真的不要再熬夜了！

到底晚上几点睡算熬夜呢？对于这个时间，医学界并没有统一和准确的说法，但可以肯定的是，睡眠不规律、休息不充足都属于熬夜。

夜间是肌肤的修复时刻，晚上10点到凌晨2点最为活跃，表皮细胞每天都在新陈代谢，长期熬夜对皮肤产生的危害是多少护肤品都无法弥补的。

所以，为了肌肤和身体健康，从今晚开始早睡吧，晚安！

1月

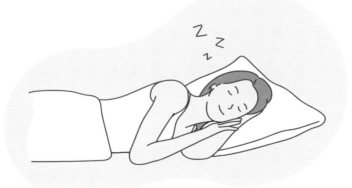

2月

健康是一切美的前提

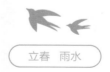

立春　雨水

春寒料峭，万物复苏

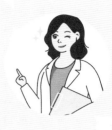

接受医美治疗后，一定要注意术后护理

从春寒料峭到万物复苏，天气冷暖变幻频繁，肌肤也容易来不及适应变化而出现敏感反应，这时的日常护理尤为重要。

摒弃破坏肌肤屏障的坏习惯，了解自己的肌肤，区分辨别敏感肌与刺激、过敏反应，一旦出现皮肤炎症需尽早就医，避免延误病情导致恢复周期延长。

皮肤是人体最大的器官，只有在皮肤健康的状态下，才能更安全地达成变美的目标。

近年来，"抗糖""抗衰"话题十分火热，热玛吉、热拉提、Fotona 4D、光子等各式光电类项目也是关注度较高的医美项目。2月是门诊中光电类医美项目需求较高的时间段，连一些非常年轻的求美者也会有抗衰需求，但热门项目未必就是适合自己的。

我们始终提倡大家经常运动，提高代谢率，均衡饮食，拥有健康的生活方式就是很好的抗衰方法。

若想通过光电类医美项目有针对性地改善皮肤状态，建议先了解清楚治疗的原理，这有助于更理性判断到底哪个项目更适合自身需求，而不是被各类医美广告诱惑。

接受医美治疗后，一定要注意术后护理，帮助肌肤恢复到更健康的状态。

1 日 正确的护肤顺序

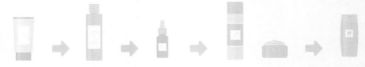

早

1 洁面
如果皮肤油感不强，建议清水洁面即可。

2 爽肤水/柔肤水

3 精华
按需。

4 乳液或面霜
据肤质选择，冬季可用霜剂，更好地保护皮肤的水分和油脂；
夏季易出油，建议使用轻薄质地的乳液。

5 防晒
冬季可用SPF30以内的防晒产品，夏季建议使用PA++++的防晒产品。

晚

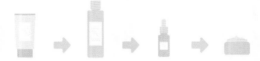

(卸妆
建议先进行眼唇卸妆，后进行全脸卸妆，注意轻柔按压以减少摩擦。)

1 洁面
不化妆不必使用卸妆产品。

(去角质
建议面部非必要时，尽量不使用去角质产品，避免频繁去角质造成敏感。)

2 爽肤水/柔肤水

(睡眠面膜
按需，频次控制：1—2次/周。)

3 精华液
按需。

4 面霜类产品

最后再对重点部位进行局部护理：如眼周涂抹眼霜，嘴唇涂抹润唇膏等，之后就可以美美地睡一觉了。

敏感肌、皮肤受到刺激和过敏的区别

天气忽冷忽热，皮肤也发生了一些状况……是敏感、刺激、还是过敏了？其实这三者有着本质上的区别，了解皮肤的状态，才能更好地护理。

1 敏感肌

皮肤的亚健康状态，面部容易受外界刺激或环境因素影响（如更换护肤品、遇温度变化、光照、接触酸碱等化学物、摩擦、压力等）出现各种皮肤问题，如发红、瘙痒、灼热、刺痛、干燥紧绷等不适；换季时偶尔也会出现皮肤敏感。敏感肌主要是皮肤屏障受损所致。

2 皮肤受到刺激

指皮肤在接触到刺激物时产生的一系列如表皮损伤、红肿热痛、炎症等反应，比较常见的如皮肤晒伤、冻伤。

3 过敏

由过敏原引起的一系列皮肤病症，严重过敏还有可能伴随胸闷、呼吸困难等，需要及时就医治疗。

2月

下面的表格能帮助我们更好地区分。

	敏感	受刺激	过敏
诱因	肌肤屏障受损	外源性刺激物	过敏原
临床表现	干燥粗糙、泛红、红血丝等	接触刺激物的局部红肿、潮红斑、脱屑、刺痛等	红肿、皮疹、脱屑、瘙痒等，可能遍及全身
特征	环境等因素易诱发症状	接触刺激物后局部迅速反应	有致敏期，接触过敏原后出现症状

如果想更准确地了解自己的皮肤情况，建议前往专业的医疗机构进行检查。

3日 是敏感肌还是皮肤炎症？

很多人分不清自己是敏感肌还是皮炎，用一个简单方法，教大家判断什么情况需要前往医院：当面部出现大面积持续不消退的泛红，或者满脸粉刺、皮疹、脓点、脓包，经常破溃、持续瘙痒等不适，一定要去正规医院就诊，经医生明确诊断后接受正规治疗。

注意事项

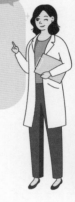

❶ 去医院前不要化妆，避免刺激皮肤。治疗过程中应遵医嘱慎用或停用可能含激素成分的化妆品（切忌不遵医嘱擅自大量外涂激素，导致激素脸）。

❷ 应遵医嘱进行定期复查，不要有"一针灵"等马上治愈的期待，要知道合理的治疗周期才能帮助肌肤更好地恢复健康状态。

4日 针对敏感肌的日常注意事项

如果您经常出现皮肤敏感，日常一定要注意**内养外护**。

❶ 停止乱用护肤品，简单洗脸后，根据自己的肤质选择有保湿、屏障修复功能的产品，尤其不要过度使用去角质的产品，以免加重敏感。

❷ 洗脸的水温要适中，水温过冷和过热都会刺激皮肤。

❸ 减少化妆次数，给肌肤留出休息期。

❹ 做好肌肤的防晒，优先推荐打伞或者戴帽子等物理防晒方式，如果需要涂防晒霜，建议选择温和的物理防晒霜。

除了做好科学护肤，饮食方面可以适当补充富含维生素A类的食物，如动物肝脏、鱼肝油、西红柿、南瓜、胡萝卜、红薯等，也要注意避免食用辛辣刺激的食物，防止引发皮肤炎症。如果您的敏感问题较严重，建议及时前往正规的医院进行治疗。

5日 不同类型的敏感肌，如何护肤？

敏感肌也分类型！如何判断自己属于哪一种敏感肌呢？

敏感肌一般可分为干性敏感（简称干敏）、油性敏感（简称油敏）和激素脸。

干敏特征

伴随脱皮、敏感、脸部泛红，容易晒伤、长痘痘等。

干敏护肤

可使用具备屏障修复功能的保湿霜（如含矿脂、聚二甲基硅氧烷、神经酰胺成分）。

油敏特征

多表现为痒、刺痛感、紧绷感，肌肤油脂分泌旺盛，容易长痘痘、闭口粉刺等。

油敏护肤

可使用成分简单的保湿水和乳液（如透明质酸成分）。也可以适当冷敷，帮助肌肤镇定、抵御炎症。

2月

激素脸特征

皮肤大面积泛红，时常爆发红色痘痘或丘疹，有使用含激素成分的药膏或者化妆品的历史，停用后症状加重。

激素脸护肤

第一步是停止使用任何含激素的护肤品或刺激性护肤品，应用水温接近体温的清水洁面，可少量涂抹具有收敛及物理防晒作用的氧化锌类产品，日常应谨遵医嘱用药。如果您的激素脸情况较重，务必及时前往正规医院，避免延误治疗。

6日 导致肌肤屏障受损的坏习惯

1 过度清洁

长期频繁使用卸妆膏、磨砂膏、洗脸刷等。
过度使用清洁力强的产品、经常去角质、过度摩擦肌肤等习惯都会损伤肌肤屏障。

2 过度护肤

护肤品层层叠加涂抹、频繁地使用各类美容仪、经常用手法按摩……过度护肤反而容易造成肌肤敏感，要知道在全球化妆品工业最发达的法国，女性敏感肌的发生率最高。

3 乱用刺激性的产品

比如酸性化妆品、药品（尤其不建议自行刷酸），滥用美白、祛痘、祛斑类产品，频繁使用面膜等。

4 错误的医美

频繁接受医美治疗，间隔周期短，尝试项目过多，医美术后护理不当，导致皮肤屏障难以恢复。

5 不注意防护

无防护状态下每日风吹日晒、吸烟等都会损害皮肤屏障。

7日 皮肤屏障受损，如何修复？

皮肤屏障受损是各种皮肤问题反复发作的元凶！

错误的清洁方式、过度除角质、长期使用高浓度刺激性的化妆品以及长期的紫外线照射都有可能导致皮肤屏障受损。

如果皮肤屏障已经受损了，可以通过以下几点进行修复：

1. 温和清洁，远离刺激性化妆品

停止使用皂基类洁面产品，不化妆不用卸妆产品，避免过多步骤护肤，尤其注意避免刷酸、去角质等剥脱性强的行为。

2. 针对自己的肤质，选择合适的护肤品

神经酰胺、角鲨烯、脂质体等成分能促进皮肤屏障功能的恢复，改善肌肤亚健康的状态。

3. 及时就医，在医生的指导下进行舒敏治疗

4. 放松心情，别熬夜

5. 做好防晒至关重要

在皮肤屏障受损期间以物理防晒为主，可以通过戴帽子或者打遮阳伞等方式进行防晒，也可以使用温和的物理防晒霜。

8日 医美可以帮助皮肤变"厚"吗？

注意！角质层厚 ≠ 皮肤健康！

很多人误以为皮肤屏障受损就是皮肤变"薄"导致皮肤敏感，其实这是不准确的。

> 现在医美手段这么发达，能治疗皮肤屏障受损吗？

> 答案是可以！
> 但是有一定的前提条件。

部分低能量的光声电治疗、红光和射频类的项目能缓慢调节皮肤的炎症和免疫功能，对提高皮肤的耐受能力非常有效，这类治疗能缓解皮肤炎症，调节免疫功能，有利于促进皮肤屏障功能的恢复。

要提醒大家的是，如果是剥脱类的医美治疗，须避开皮肤急性炎症期，在皮肤处于相对稳定的情况下才能进行，否则会加重皮肤损伤，使皮肤更难恢复健康状态。

9日 治疗脸部发红发痒的方法

脸上特别容易发红，这种情况有时是面部毛细血管过度扩张导致的"红血丝"，有时是由于皮肤炎症。

大部分情况是反复使用剥脱类产品，或者不当地使用了含激素的化妆品所导致的。

针对面部的毛细血管扩张，一方面可以通过染料激光等封闭血管的激光来协助解决红血丝问题；另一方面要观察是否合并了玫瑰痤疮等病症，必要时联合药物的应用，帮助改善皮肤油脂的分泌，从而可以进一步改善面部的皮肤状况。

日常应特别注意避免搔抓，反复搔抓容易导致手部细菌"乘虚而入"，给肌肤造成进一步的损伤。

10日 比同龄人更显老的原因是什么？

皮肤的老化一般有两个原因：

1. 先天基因决定

比如高加索人种真皮层较薄，往往比亚洲人更容易显老。

2. 日光导致的光老化

紫外线对肌肤的损伤是不可逆的，有一张很著名的照片，显示的是一名国外卡车司机，因为常年开车，他左侧脸靠近车窗经常接受日晒，因此皮肤状况比右侧脸庞衰老很多。过度日晒，会加速皮肤的衰老。

日常除了要避免熬夜，避免不健康的生活方式之外，还应尽可能避免长时间的日晒。

抗衰老不等于盲目抗糖！

在抗衰的路上，吃抗糖丸有用吗？

现在流行的"抗糖饮食法"，主张阻止糖分的摄入，主食、淀粉和水果也不能吃，市面上充斥着各种抗糖丸、抗糖饮品等，号称可对抗所有摄入体内的糖。

但实际上，糖作为人体三大重要的营养物质之一，不可或缺。每日摄入适当的糖分，才能为人体提供所需的能量，维持机体正常运行。

长期高糖饮食的确可能带来一系列健康问题，间接导致皮肤炎症等。但如果盲目戒糖，一味拒绝摄入含糖食物，身体反而要承受低血糖带来的其他健康风险。

正确的抗糖应该分为三大块：饮食、运动和护肤。

管住嘴、迈开腿、科学护肤才是提升自己精神面貌的最好方式。

2月

人体糖化反应分两种

一种是对身体有益的酶促糖化反应，另一种是非酶促糖化反应（AGEs），即不经过酶的作用，过量糖分直接与蛋白质结合，生成晚期糖基化终末产物。如红烧肉表面泛着油光的红褐色、面包经高温烘烤后表面的红褐色等，都是产生AGEs的典型表现。所以，通过饮食抗糖的方式是避免过量摄入精制糖/加工糖（如奶茶、蛋糕等精制甜品），少吃油炸、烧烤类食物。

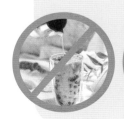 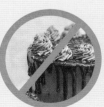 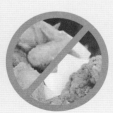 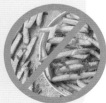

抗衰应该从几岁开始？

"女性25岁就要开始抗衰，否则皮肤会老得更快！"

从医学的角度上来说，这并不准确。

抗衰老与年龄无关，也并非越早越好，随着年龄增长，人体的衰老不仅仅反映在皮肤上，还包括内脏的器官，都会逐渐出现衰老的症状。

只有当你的皮肤出现老化的迹象时，才应该开始抗老。

哪些是皮肤老化的迹象呢？

大家可以对着镜子观察一下，即使不做表情，你是否也出现了皱纹？比如抬头纹、眉间纹、鱼尾纹等；太阳穴、脸颊是否饱满，有没有出现泪沟和法令纹？面部皮肤是否变得松弛下垂，导致下面部越来越宽？皮肤是否变得粗糙，失去弹性，开始出现各类斑点……

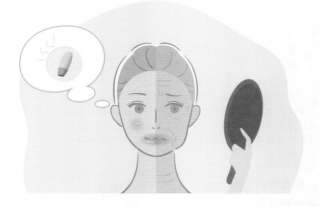

当皮肤出现以上这些改变时，选择适当的医美手段可以帮助改善上述情况。

除了年龄之外，造成衰老的主要原因是紫外线！

所以，皮肤抗老的第一步：做好防晒！

13日 30岁左右怎么选择抗衰项目？

25岁到35岁的年龄段，到底选择什么样的抗衰项目，主要根据皮肤的状态来决定。

如果您希望改善轻度法令纹，可以考虑玻尿酸填充，同时可以适当地调整鼻部以及下颌线等部位的轮廓；

特别爱笑的朋友，在眼角和鼻背如果出现了较多皱纹，可以通过少量肉毒素的注射，来减轻皱纹的深度；

如果您的皮肤有色斑，如晒斑、老年斑，可以选择光子（嫩肤）这一类的光电治疗；

如果您希望改善暗沉，可以选择皮秒激光等提亮肤色；

如果您出现了面部轻度松弛，希望消除下颌两侧"多出来的肉肉"，达到轻微的提升紧致效果，可以通过射频紧肤等治疗，帮助皮肤收紧，适度提拉。

年龄不是判断是否要抗衰和医美的唯一标准，当皮肤出现老化的症状时，才需要有针对性地进行改善。

14日 健康的亲密关系，不必为悦己者容

今天是西方的情人节，祝有情人终成眷属。

也祝愿大家能够拥有健康的亲密关系，和伴侣彼此欣赏，一起进步，相互成就。

不妨和伴侣一起运动吧！一起阅读、散步……一起变得更好。

良好的、健康的亲密关系，会让您因心情愉悦而更美。

"为悦己者容"这句话在当今时代应有新的解读，我们追求美，不是为了所谓的"悦己者"，而是为了悦己。

在此也借这个特别的日子，提醒大家：

不必因他人的喜好，刻意追求容貌的美而迷失自我。

在考虑医美整形前应当明确，医美不是为了讨好某个人，而是为了成为更好的自己。

激光类医美项目有哪些？

　　求美者在刚开始接触轻医美的时候，经常会先选择尝试光电类项目，那光电美容项目究竟能改善哪些常见的皮肤问题呢？

　　光电类项目顾名思义就是利用光热的原理，作用于皮肤表层及深层，以解决皮肤问题的医美项目。

　　不同的皮肤问题对应的光电项目也有所不同，医生还会根据求美者的情况搭配不同的项目联合治疗，达到1+1>2的效果，综合改善患者的肌肤问题。

光子嫩肤真是"全能美肤王"？

　　光子嫩肤，又称强脉冲光，经常被誉为医美界的"万金油"乃至"明星护肤保养的秘密"。它真的这么神吗？

　　不同于其他单一皮肤问题针对性强的项目，光子嫩肤的适用范围非常广，如果应用得好，通过不同能量的光穿透表皮肌肤，可有效改善面部的红血丝、毛孔、色素、痤疮、痘印，乃至整个皮肤质地，而且它的恢复期相对较短，痛感低，属于性价比较高的医美项目。

　　因此市面上有很多医美机构将光子嫩肤作为"引流拉新"项目。光子嫩肤属于激光的一种，需要在合法的医疗机构开展，同样建议大家前往正规的医疗机构进行咨询。

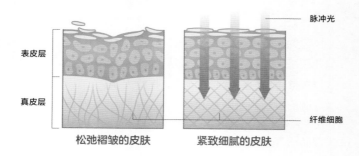

17_日 光子嫩肤可以长期做吗?

　　一般情况下,光子嫩肤的治疗周期为一个月左右一次,每次15—20分钟,每个人的皮肤情况不一,治疗效果也会不一样。

　　光子虽好,但也有不适合的人群。如果你属于光敏感(皮肤日晒后会出现红斑、瘙痒的人群)、处于哺乳期、面部有急性炎症以及正在服用异维A酸等情形,都不适合做光子嫩肤,具体应以医生的意见为准。

　　做完光子嫩肤后,皮肤会比较脆弱,一定要注意防晒和保湿,这样才能达到治疗的最佳效果。

18_日 Fotona 4D,到底是什么?

　　继热玛吉之后,Fotona 4D在医美项目中火热起来,这项具有面部提升紧致效果的项目到底是什么呢?

　　不同于热玛吉主要采用的射频技术,Fotona 4D是利用激光对皮肤进行多层次加热,以达到提拉、紧肤的效果,可一定程度改善面部松弛的问题,操作过程40—60分钟,痛感较低。

　　要强调的是,虽然Fotona 4D功能多样,但它并不是每样都"精",如果想获得较好的治疗效果,需要按照疗程进行多次治疗。若是想更有针对性地解决皮肤衰老问题,可以咨询医生选择手术或注射类医美项目。

19_日 射频类的医美项目有哪些?

　　市面上射频类的医美项目主要包括热玛吉、热拉提和深蓝射频。

　　总的来说,**从痛感上**:热玛吉 > 热拉提 > 深蓝射频;**从效果持久上**:热玛吉 > 热拉提 > 深蓝射频,当然因个体差异及日常习惯不同,具体效果因人而异。

20
日

春末前，更适合做激光类项目

春季，可以说是最适合做激光类项目的时候了！

风变得暖洋洋的，天气也不会太闷热，加上日照时间较短，既可以避免大量出汗可能导致的术后伤口感染问题，也能防止强烈的紫外线带来的皮肤损伤，减少术后炎症色素沉着的发生。

所以，如果您已经开始规划自己的医美保养之路，不妨从现在就开始安排起来吧！

注意事项

虽然这个季节的阳光光照较少、强度也不高，术后依然要做好防晒，UVA的存在还是会让我们"变丑"哦！

21
日

什么是热拉提？

热拉提作为新一代的紧肤除皱技术，其作用原理是通过将射频能量精准聚焦在皮下特定深度，促进皮肤浅层内的胶原蛋白不断再生，从而达到提拉、除皱和紧肤的效果。

热拉提的适合年龄段是25—50岁，无论是想保养调整面部肌肤状态还是对已经松弛下垂的皮肤做抗衰老治疗，热拉提都能起到一定的作用。

但由于热拉提的射频能量仅作用于皮肤的表皮层、真皮层和SMAS筋膜层，而且治疗部位不包括眼周，能量也比较弱，所以一般情况下，年龄在30岁左右，针对中度以下的松弛情况，热拉提的治疗效果会更好。

做完热拉提会老得更快吗？有什么危害？

热拉提除了抗衰还有一定的溶脂功效，所以一定要在医生的建议下，综合评估后再接受治疗。

22 日 医美项目不是越早做越好！

年轻女孩，别再白花钱做热玛吉啦！

热玛吉也是因为综艺节目的宣传变成了现在特别火的一个医美项目。皮肤很紧致又年龄比较小的姑娘，其实没有必要盲目跟风做各种抗衰类的医美项目。

大家不要听说热玛吉好，不管自己需不需要打，都去赶这个风潮。理智的消费观很重要，做医美好比买包，不要认为朋友买了一个包，自己也一定要买一个最新款的进行攀比。每一个医美项目，都是一个医学项目，要考虑自己适不适合。

23 日 火爆热玛吉，当心踩坑！

2月

热玛吉最大的问题是，市场上假的热玛吉机器和不规范操作太多，导致了很多热玛吉并发症。正规的热玛吉机器数量相对比较少，所以大家一定要去正规医院进行热玛吉的治疗。

1. 热玛吉的原理
通过光热原理，让皮肤收紧。

2. 为什么打完热玛吉后没效果？
正规的热玛吉机器探头是一次性的，一个人一个探头；有些不正规的地方会将探头反复使用，使探头发射出的光不精准，导致效果不佳或者能量过大。

24 日 做热玛吉，为什么要画格子？

看热玛吉的宣传图，很多人都会好奇，为什么会在脸上画满格子呢？术前画格子是为了更好地量化整个面部区域，在治疗时起到不遗漏、不重复的作用，避免因为过度的重复刺激导致面部烫伤。

一句话总结就是：精准操作，热量均衡，避免烫伤。

25日 哪些人适合做超声刀？

　　超声刀的工作原理是以非侵入式的方式将能量作用于皮肤深层，使皮肤拉紧并提升，达到提拉紧致轮廓的效果。由于能量较强，超声刀的治疗存在一定的痛感，术后可能会产生轻微的酸麻肿胀，因此，一定要做好术后的护理工作。

26日 热门紧致抗衰项目怎么选？

热拉提、热玛吉、Fotona 4D、光子嫩肤怎么选？

热拉提的好处是不破皮，损伤比较小。
所以它的效果也会相对更加柔和。

热玛吉是把比较高的能量穿透到皮肤的深层。
做热玛吉之前，皮肤上要画格子，同时还要涂麻醉膏。是因为它热能很强，作用至皮肤深层，疼痛感较强，有烫伤的风险。

Fotona 4D用的是激光的原理，通过把激光穿透到深层达到紧致的效果。
所以在治疗之后，需要好好护理，避免后期色素沉着等问题的产生。

光子嫩肤，是用不同波长的光分别帮我们去除红血丝、雀斑、老年斑，或者做各种各样的脱毛治疗。
皮肤正常是每28天左右一个更新周期，大家切记，所有的重复性治疗间隔，均不建议短于皮肤的修复周期，也就是至少要间隔一个月。而对皮肤创伤较大、能量较高的仪器，建议间隔半年到一年左右再考虑下一次的治疗。

27日 做完光电类医美后，该如何护肤？

大部分光电类的医美项目都是先破坏再重建的作用机制，多少都会对皮肤造成损伤，所以治疗后的皮肤是十分脆弱的。一般情况下，术后护理可以分为三个阶段：**抗炎、保湿和防晒**。

通常医美术后皮肤会有轻微炎症并伴有红肿热痛的反应，都属于正常现象，在这期间可以采取冰敷、冷喷、敷医用面膜等给皮肤降温，降低皮肤敏感性；使用含有透明质酸、维生素B5、神经酰胺等成分的高保湿护肤品能帮助皮肤屏障的修复，促进营养物质吸收。

最后，也是最重要的一点：做好防晒！建议首选遮阳伞、遮阳帽等物理防晒方式，减轻皮肤的负担。

28日 做完光电医美后，多久可以做注射、填充类项目？

为了节省时间，快速变美，很多朋友都会考虑一次性做多个医美项目。那光电类、注射类、填充类的各个项目能一起做吗？

一般情况下，光电类的不同项目可以一起做，但一次最好不要超过两种；非剥脱类的激光可以和部分注射填充项目一起做，比如瘦脸针、玻尿酸等，操作顺序上是先激光、后注射，注射1个月后可考虑再次进行激光美容类项目；注射美容和填充两种项目可以一起做；脂肪填充后3个月内不建议接受光电类治疗，以免干扰脂肪细胞的成活。

其实，我们常说欲速则不达，皮肤代谢和修复需要一定的时间，变美也并非一朝一夕的事，如果实在有多方面的需求，一定要在医生的建议下联合治疗。

3 月

健康的肤色
就是美

惊蛰　春分

春雷始鸣，天气回暖

三月，春雷始鸣，天气回暖，逐步进入春光明媚的季节，关注养肤嫩肤正当时。

美白，是求美者在初夏来临前热议的话题。然而皮肤的色泽更多是遗传基因所决定，黄皮肤是我们亚洲人特有的美。所以，小麦色、蜜糖色的自然健康状态，受到越来越多人的喜爱。

拥有健康的肤色就是美。

不必一味追求皮肤的白皙，只要肤色均匀有光泽就很美。很多求美者想知道在夏日暴露肌肤前，能否改善肌肤暗沉、肤色不均、皮肤粗糙的状态。

一个小测试，您可以想象自己最白能有多白。

在考虑做"美白"功课前，不妨先测一测自己的"全身皮肤美白极限"：即您的面部、颈部、手臂等部位，皮肤经过相对长期的美白努力后，可能达到的色系往往和您上臂内侧的肤色是一致的。

有了合理的预期后，就开始安全美肤的行动吧！

我将在本月与大家分享一些切实可行的安全美白方法，同时也会认真讲讲"祛斑"这件事儿，让大家在解决皮肤色素沉着、特殊印记、皮肤色斑等问题时少走弯路。

祝大家自本月开始，逐步拥有健康细嫩的肌肤状态！

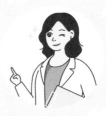

不必一味追求皮肤的白皙，只要肤色均匀有光泽就很美

美白科普第一步，黑色素是怎么来的？

黑色素广泛存在于每个人的肌肤里！

它是由黑素细胞生成的，日常的主要功能就是遮挡和吸收紫外线，保护我们的皮肤免受过度的紫外线损伤。

皮肤上为什么会形成色素沉淀，甚至色斑呢？

影响黑色素生成的因素很多，如遗传、内分泌、情绪压力、新陈代谢、紫外线、化学成分造成的皮肤损伤等。

上述因素都有可能影响皮肤中黑色素的代谢，当黑素细胞过度增殖，加上过量的紫外线照射，进一步刺激黑色素的生成，在局部组织沉积后就会出现色斑、黄褐斑、炎症后色素沉着等一系列皮肤问题。

所以，抵御黑色素沉积，防晒很重要！

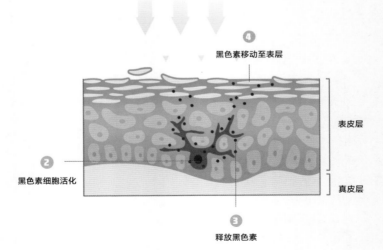

2日 美白针，会危害身体吗？

美白针，并不合法。

目前所有静脉注射的美白针均未获得国家药品监督管理局认证。

目前我国国家药品监督管理局并未批准任何一款以"美白"为目的的静脉药品或保健品公开销售！如果您收到广告邀请您接受静脉输注美白针等治疗，一定要三思，警惕非法宣传及非法行医。

在临床观察中，确实发现有些止血类的药物对减轻黄褐斑有一定效果，但该类药物属于处方药，需要排除血液高凝状态、易栓症等禁忌后，才能在医生指导下服用，有时还需要辅助使用一些维生素类的药物，才能获得淡斑的效果。

色斑的治疗，最重要的是诊断。根据不同的色斑类型，医疗美容可以用创伤较小的方式来帮助改善色素的沉积，结合有效的防晒，帮助您达到美白的效果。

3日 美白丸真的有效吗？

3月

市面上能买到的"美白丸"类产品往往属于食品、化妆品的范畴，应按照食品、化妆品的标准进行售卖。目前在我国还没有任何一款口服美白产品获得国家药品监督管理局的批准。大家不要为了变白而落入商家的"宣传陷阱"，轻易去尝试各种违规夸大功效的产品。

一些进口"美白丸"中常见的添加成分包括：左旋L−半胱氨酸、凝血酸、VC。

左旋L−半胱氨酸

抑制酪氨酸酶活性，减少黑色素的生成。但仅限于体内缺乏 L−半胱氨酸的人群遵医嘱使用。

凝血酸

如长期服用可能会出现胃肠道不适、月经量减少等不良反应。

VC

单靠补充VC是难以改善肤色的，通常需要在医生建议下联合其他处方药物共同使用。

所以，想要美白之前，我们可以先分析是天生皮肤黄黑还是后天没有注意防晒导致的晒黑，或者是不健康的生活习惯导致的皮肤暗沉？脸上是否存在雀斑、黄褐斑、老年斑等不同类型的斑点？不同的皮肤问题在医学上都有相应的治疗方法，可以找专业的医生问诊后采取正规的治疗措施。

注意事项

如出现面部及全身明显蜡黄，甚至结膜黄染，需进行全身健康体检（尤其是肝功能的检查），排除疾病隐患。

护肤网红公式"早C晚A"，到底是什么？

这两年，"早C晚A"成了护肤界的网红概念，人人都想试一试，它到底是什么意思呢？

早C晚A是一种护肤思路，就是指早上使用含有维生素C（即VC、抗坏血酸）的产品，夜间使用含有维A醇（即VA、视黄醇）的产品。它的护肤原理是，白天应对光损伤，抵抗外界对皮肤的侵害，晚上修护光老化，集中抗初老。

如果你的皮肤能承受早C晚A的刺激，并且采用了正确的护肤方法，确实可以取得良好的护肤效果。但如果你一无所知就跟风开启功效型护肤，就有可能"翻车"造成皮肤损伤！

这些人群不适合早C晚A：备孕、孕中和哺乳期人群，肌肤存在炎症或皮肤屏障受损人群，不能做到自觉防晒的人群。早C晚A只是众多护肤理念中的一种，并非是达到美丽和健康的唯一途径。只有结合自己的肤质情况，选择适合自己的护肤方法才是最好的。

5 日 刚入门早 C 晚 A，怎么选产品？

早C晚A是功效型护肤，用得好皮肤也会变好，用不好则可能出现皮肤暗沉和敏感！

VC和VA都具有一定的刺激性，浓度越高，刺激性也越大。大家在使用这类产品前，可以先在耳后或上臂内侧的一小块肌肤上进行测试，避免大面积皮肤过敏等情况发生。

刚入门早C晚A，在选择产品时，一定要遵循"进阶式护理方案"，即从低浓度到高浓度、从低活性到高活性、从低频到高频逐步使用产品，其间搭配舒缓、修护类产品，可以减少皮肤敏感的风险，帮助皮肤更好地建立耐受。

一旦出现皮肤红肿刺痛、脱皮发痒等不良反应，要马上停止早C晚A，并及时就诊。

下表是使用频率建议，供参考。

第一周	第二周	第三周	第四周
1—2次	3—4次		每天

* 具体使用频率因人而异

注意事项

VA和VC的耐受力并不对等！就算您适应了高阶的VC浓度，肌肤对VA的耐受可能还停留在低阶，所以不要盲目追求高浓度，循序渐进才是安全有效的护肤方法。
另外，早C晚A期间一定要做好防晒，否则不仅起不到护肤效果，还有可能越用色素沉着越严重。

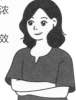

昂贵护肤，
依然无法改善暗沉和紧致肌肤？

为什么跟着很多博主买了一堆大牌护肤品，却换不来一句"真香"？皮肤反而变得越来越敏感了。

其实就护肤品而言，重要的不是大牌与否，而是合不合适。一定要根据自己的肤质情况、结合自己的护肤需求挑选产品，在不同的季节按需购买不同功效的化妆品，不要盲目选贵的，要选对的。

另外，也不提倡一次混用太多不同类型的护肤品。

很多人习惯把各种功效型的护肤品一股脑地往脸上抹，这样做不仅让皮肤难以吸收，还会加重皮肤的负担，容易引发皮肤问题。

并且，大多数护肤品都只能停留在表皮层，难以进入到皮肤深层，所以如果确实想要更具针对性地解决肌肤问题，可以考虑把非必要的护肤品预算，转为适合自己的医疗美容方案：如光子嫩肤、皮秒等。

祛斑前，先分辨自己是哪种斑

脸上的斑斑点点越来越多？千万不要盲目祛斑！

想祛斑之前，先确认自己的色斑属于哪一种类型。色斑通常可以分为雀斑、晒斑、黄褐斑、咖啡斑、老年斑、真皮斑、混合斑……不同色斑的生成原因和治疗方法都不一样，如果想确认自己的色斑类型，最好找到专业的医生进行诊断。

下表是不同色斑的分类特点，供大家参考。

色斑类型	形态特点 生长部位	主要人群	生长原因
雀斑		儿童、青春期少年	遗传、紫外线
晒斑		青年男女	紫外线、过度去角质
黄褐斑		产后女性	妊娠、药物、内分泌失调等
咖啡斑		刚出生的婴儿、儿童	胚胎期发育、遗传
老年斑		老年人	衰老、紫外线
真皮斑		女性为主	皮肤色素沉着
混合斑		妊娠期、更年期人群	紫外线、衰老

3月

8 口　祛斑激光，看皮秒？

要说祛斑类医美有哪些当红的项目，皮秒肯定榜上有名。

皮秒是激光的一种，其原理是利用激光的超快速度把皮肤深层的黑色素颗粒爆破、分解成粉末，再由淋巴代谢掉，达到祛斑的效果。

医学上的皮秒激光有很多种，如蜂巢皮秒、超皮秒等。它们的作用原理类似。皮秒最早用于祛除文身导致的外源性色素沉积，如果希望获得理想的效果，往往需要多次治疗。

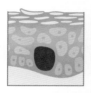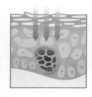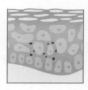

利用激光快速击碎黑色素颗粒，再由淋巴代谢

9 口　点痣安全吗？

点痣这件事，建议大家去正规医院接受治疗，不要因为怕麻烦，而做出错误的治疗选择。

首先，要看痣是凸起的还是平的、有没有毛发，它的直径是多少……不同的痣，恶化风险是不同的。我们要根据病理检查来判断：痣是不是存在恶性病变的可能。

所以有的痣可以通过激光去除，有的不适合用激光治疗，尤其是直径超过3mm且凸起于皮肤表面的痣。对于无法通过激光彻底去除的痣，可以考虑局部切除病变组织，避免多次反复激光刺激导致痣细胞出现恶变。

一个案例：有位姐姐在网上买了一瓶药水，回家自己点痣，导致了皮肤的化学性灼伤。最后经历了多次治疗，较长的时间才完全褪去。在这里提醒求美者，切记点痣要去正规医院接受治疗，涂药水不能祛痣。

10
日

脸上有胎记，能去掉吗？

胎记往往从出生即出现。

胎记一般可分为色素型和血管型，常见的色素型胎记包括太田痣、先天性色素痣、咖啡斑等；血管型胎记包括血管畸形、血管瘤等。有的胎记可能会在一段时间后消失，大部分则会伴随人的一生。

医美激光是目前祛除胎记较为成熟的治疗方式，针对一些突出皮肤表面、面积较大的黑色胎记，建议采取手术进行治疗。

脸上的胎记能否祛除，取决于胎记的类型、大小以及具体位置，如果有这方面的需求，建议到正规的医疗机构进行检查，在医生的建议下选择合适的治疗方案。

11
日

从小就长雀斑，不必太担心

3月

脸上有雀斑，通常和遗传以及紫外线导致的皮肤损伤有关。

作为一种很常见的面部色斑，雀斑有一个很明显的特征：在夏季里日晒过度会导致颜色加深、数目增多；而冬季里日晒变少则颜色变浅甚至变得不明显。

雀斑基本不会自行消失，但它可以因为自身的身体状态、饮食习惯和生活方式的改变而出现斑点变浅的情况。如果需要治疗的话，也可以通过激光进行祛除。

但要注意的是，在治疗期间，一定要做好防晒，同时也可以多食用一些富含维生素C以及维生素E的食物，以避免雀斑复发。

科学护肤，改善晒斑

淡化晒斑的首要前提是防晒！

晒斑的出现主要是由于过度的紫外线照射。起初，晒斑只是一个个不起眼的小红点，但随着阳光照射的时间变长会逐渐变成浅红色、深红色，最后变成褐色的清晰斑点。虽然晒斑不会自行消失，但它算是所有斑点中相对容易祛除的斑，通过科学的护肤方法，也能一定程度上淡化晒斑。

在日常护肤中，注意使用舒缓保湿的产品，改善皮肤干燥，减少色素沉着；可以选择温和的剥脱角质类清洁产品，但尽量避免频繁使用，以免破坏皮肤屏障。

如果晒斑比较严重，也可以在医生的指导下，外用药物进行治疗。

脸颊黄褐斑的形成与治疗

黄褐斑是女性面部常见的一种对称性斑片状色素沉着性皮肤病，它的发病机理复杂，是女性朋友最困扰的色斑之一。

黄褐斑的形成

往往和不当的护肤习惯、雌孕激素水平、紫外线损伤等有直接的关系。有些女性朋友在洗脸时，喜欢频繁使用磨砂膏等去角质的洁面产品，这非常容易造成表皮损伤，如果再加上紫外线损伤，就非常容易出现黄褐斑，尤其在颧骨表面等部位。

疯狂遮瑕、使劲卸妆，只会让黄褐斑雪上加霜。

黄褐斑的治疗

切勿操之过急！

目前，临床上针对黄褐斑的治疗以对症为主，一般是通过药物、医美等多种方法联合治疗来淡化减轻黄褐斑的症状。

要注意的是，科学地治疗黄褐斑是一个漫长的过程，在接受治疗之前，要正确认识"三要三不要原则"：

三要	三不要
要有耐心，做好持久战的心理准备；要先修复皮肤屏障，解决皮肤炎症；要找正规机构的专业医生，制订治疗方案。	不要过度清洁、过度去角质、频繁卸妆；不要使用不明来历的劣质化妆品；不要乱用激素药膏、偏方。

治疗黄褐斑不能只注重祛斑治疗，内在调养、情绪调节也非常重要。可以前往医院，明确诊断后使用口服类的药物，切忌盲目地一次又一次做光电类治疗。

黄褐斑反黑怎么办？

黄褐斑反黑是因为皮肤受到过度刺激后，黑素细胞大量分泌黑色素产生的，建议在医生指导下应用处方药物外涂，联合必要的口服药物治疗。

在治疗过程中，注意不能刷酸，不能做激光，不能用有刺激性的护肤产品。

14
日

已经长了色斑，皮肤应该怎么护理？

脸上长了色斑，皮肤护理成为难题，稍不注意色斑就会加重，怎么办呢？

基本上，所有色斑都可以采用以下护理方法。

1 舒缓情绪，保障睡眠

日常生活保持心情愉悦；保障充足的睡眠时间，机体在睡眠中会得到最好的修整与恢复。

2 防晒！

紫外线是导致衰老和黑色素增加的重要因素，如果已经长斑了，更要做好每日的防晒。

3 切勿过度清洁

过度去角质容易破坏肌肤屏障，反复摩擦不仅会使皮肤变得更敏感，也是间接导致色斑加重的原因之一。

4 化妆品的选择
告别浓重的彩妆，必要时可化淡妆，避免使用含有激素、铅、汞等化学物质的化妆品。

5 养成良好的生活习惯
均衡饮食、合理运动、作息规律，由内而外的健康，才会产生最好的面貌。

15日 网购医美项目，警惕消费陷阱！

今天是消费者权益日，做好医美避坑功课很重要！

随着医美行业的日益发展，求美者的心理也容易被不法商家利用，各种非法医美、使用"三无"产品、无证行医、低价诱导、返现诱导、"美容贷"、"美丽贷"、虚假宣传等问题屡屡曝光，不仅严重损害消费者的利益，还有可能给消费者造成难以挽回的身体伤害！

想要避免踩坑，就一定要谨记：天下没有免费的午餐！一旦涉及免费、折扣等网络宣传，一定要谨慎、谨慎、再谨慎！

无论是医美还是常规的护肤美容，在面诊前都应多渠道充分了解医疗机构和医生的资质，选择正规医美机构和手术医生，确认无误后再约时间面诊；面诊时可以向医生清楚表达自己的需求，充分了解治疗的风险及费用后再做决定。

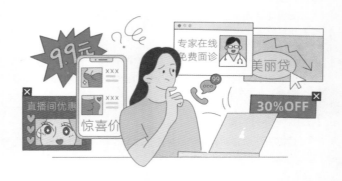

白醋洗脸，淡斑美白？当心毁容！

如果你正在用白醋洗脸，赶紧住手！

皮肤的正常pH值为5.0—7.0，弱酸性的环境才能保持皮肤的稳定状态，但白醋是强酸性的物质（市面上的产品pH值约为3），对皮肤的伤害非常大。

很多人用白醋洗完脸之后觉得脸变白了，这是由于白醋的酸具有很强的腐蚀性，长期用它来洗脸，会让脸部的角质层变薄，破坏皮肤的屏障功能。

皮肤屏障一旦受损，抵御外界刺激的能力也会变弱，容易出现红血丝、过敏等皮肤问题。同时，白醋作为食品，无菌级别与化妆品是不一样的，频繁使用还有可能导致面部感染等更多的问题！

网络流行的"刷酸"，是"换脸"还是"烂脸"？

3月

"刷酸"是指用一定浓度的酸性化学制剂，加快皮肤角质层脱落，促进新的皮肤再生的一种化学剥脱术，属于医学治疗范畴。

一定浓度的酸性成分，能够改善痘痘、黑头、粉刺、闭口等皮肤问题，一些酸类护肤品也可以用作日常护肤使用。

但刷酸虽好，并不是所有人都适合：患有急性皮肤炎症，或者皮肤处于敏感状态的人群都不适合刷酸。哪怕是使用含酸类的护肤品，在第一次使用前，也要记得在耳后点涂做敏感测试。

不少人对于"刷酸"概念并不熟悉，胡乱使用产品，结果不但皮肤状态没有得到改善，反而导致"烂脸"等不良反应。日常说的"刷酸"，一般分为三种情况：医学治疗、自己刷酸（不建议！）和使用含酸成分的护肤品。

以下是它们三者的区别，供大家参考。

	刷酸类型	浓度和刺激性	操作人员	安全性
医学治疗	医用高浓度酸（果酸20%—70%、水杨酸20%—30%）	浓度高、刺激大，需要严格把握治疗适应证	专业医生操作	比较安全
自己刷酸			自己操作	有皮肤灼伤危险，不建议
使用含酸成分的护肤品	果酸≤6%，水杨酸≤2%	浓度低、刺激小	自己操作	比较安全

由于医学治疗中使用的酸浓度较高，必须要由专业人士进行操作。

18日 刷酸以后，脸上疯狂爆痘是为什么？

一是酸类成分加快皮肤代谢，二是某些酸，如维A酸、杏仁酸等，可能会把潜在的痘痘激发出来，从而导致爆痘。

除了爆痘之外，皮肤在刷酸后还有可能会经历干燥、脱皮等一系列反应才能改善肤质。

刷酸初期，应该遵循"三低一试"的原则：低频次（1—2次/周）、低用量、低浓度，在皮肤建立好耐受之后再酌情增加使用频次、用量和浓度。

如果皮肤的不良反应强烈（出现严重的刺痛红肿），除了要停止刷酸之外，还应该及时就医。

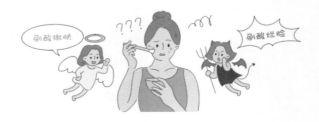

19日 刷酸后的护肤方法

刷酸后皮肤会非常脆弱，一定要做好护肤！首先要记住的就是：补水+防晒。

刷酸后的皮肤角质层会变薄，皮肤在早期容易更加干燥，护肤的主要方向是修复肌肤屏障。

这个阶段要注意避免使用清洁力强的洁面产品，也不要与美白、去角质等功效型产品同用，可以选择温和、舒缓为主的护肤品，也可以搭配一些含有角鲨烷等成分的产品来保湿和舒缓肌肤。

在用酸期间，皮肤更容易受到紫外线损伤产生色素沉着，所以一定要做好防晒，首选遮阳伞、帽子等物理防晒方式，也可以根据自己的情况涂抹一些温和的物理防晒霜。

20日 美白化妆品怎么选？

"肤白貌美"几乎是每位女性朋友的追求，如何选择安全有效的美白化妆品呢？根据国家药品监督管理局最新发布的规定，只有符合以下条件的美白类产品才是正规和安全的：

1 有国家审批下发的特字号批准文号，也就是"美白特证"；

2 通过人体斑贴试验，确定为无潜在过敏原或刺激物的合格产品；

3 宣称的美白功效有相关的文献和研究数据报告支持。

除了要通过正规渠道购买美白产品之外，人体皮肤细胞更新的周期一般是28天左右，所以美白产品也要使用一段时间才会有明显效果。

决定每个人肤色的因素有很多，美白也并非一朝一夕的事情。建议理智看待美白，自然健康的肌肤才是最重要的。

21 明星美白成分"377"是什么?

说起377,很多热衷于美白的小仙女们都不陌生了,这是近年来十分火爆的美白成分。

它的全称是苯乙基间苯二酚,是通过抑制黑色素的生成来实现美白的。虽然它的美白效果不错,但它有一定的刺激性,如果添加的浓度过高会产生不同程度的细胞毒性,损害肌肤。

目前国家药品监督管理局针对含有377成分的美白产品作出了严格的规定,一方面明确了377的使用目的为"美白肌肤",同时也规定了使用浓度上限是0.5%。同时,此类化妆品属于特殊功效化妆品,必须具备所宣传功效的"美白特证"才能进行销售。

22 美白成分主要有哪些?

在我国,美白类的化妆品有着非常严格的规定。

根据国家相关部门的规定,所有新申请注册的美白类化妆品都必须提供相关的资质和实验报告,并且在包装上明确标示出产品的所有成分。这既保障了消费者的知情权,也严厉打击了某些不良商家的虚假宣传行为。

现在,让我们一起来认识一下,常见的美白成分有哪些吧!

化学美白成分

熊果苷、烟酰胺、光甘草定、苯乙基间苯二酚(俗称:377)、抗坏血酸(俗称:维生素C)、抗坏血酸葡糖苷、3-邻-乙基抗坏血酸、抗坏血酸磷酸酯镁、凝血酸、甲氧基水杨酸钾、红没药醇等。

植物美白成分

油溶性甘草提取物、构树叶提取物、母菊花提取物等。

物理美白成分
(表面遮盖、外观美白)

二氧化钛、氧化锌、云母、滑石粉等。

物理美白成分仅仅是通过涂抹皮肤表层来实现快速的外观美白效果，与之相对，化学美白成分和植物美白成分都是通过抑制皮肤黑色素生成、阻断黑色素的转运等作用机理来帮助皮肤美白的。

美白是一件需要持之以恒的事，除了选择正规的美白化妆品之外，日常做好防晒也十分重要。

熬夜后肤色暗黄，如何急救？

熬夜危害大，尤其是对皮肤。很多朋友熬夜后的直接表现就是：人没精神，脸也"垮了"。有什么方法可以快速补救呢？

首先，熬夜无论再累，一定要卸了妆再睡觉！提前做好肌肤清洁工作，不仅能减少皮肤的负担，也能避免化妆品给皮肤带来的伤害。

熬夜后，皮肤状态不在线，想要快速恢复好气色，敷面膜是方法之一。另外，眼周的肌肤也别忘了护理！适当应用修复类的眼霜，临睡前适当冰敷，可以有效减轻第二天起床时的眼睑水肿。

脸部肤色不均，如何改善？

很多女性朋友觉得自己的素颜不好看，肤色不均匀，尤其是嘴角、眼尾、鼻翼两侧看起来总是脏脏的，为什么呢？

想知道肤色不均如何改善，首先就要先弄清楚自己肤色不均的原因是什么。除了遗传因素，很大一部分原因是熬夜、抽烟、糖分摄入过多、防晒不到位导致的。除了可以通过护肤品来改善肌肤状态，更要从饮食和睡眠等生活方面来调理。

在饮食上，可以多摄入鱼类、新鲜瓜果等富含维生素B、维生素C和维生素E的食物，富含铁、DHA的动物肝脏、牛奶、瘦肉等也是预防改善肌肤暗沉的重要营养素。

日常生活中，一定要注意防晒。紫外线不仅会带来色素沉着，还会造成肌肤的衰老，做好防晒是护肤最好的方式！

关节部位太黑，如何美白？

同样是不见光的皮肤，手关节、膝关节为什么总是比较黑？

除了部分人群是遗传或疾病因素导致的皮肤发黑之外，大部分人的关节处发黑都是后天摩擦造成的。

关节处日常活动频繁，也更容易出现缺水和干燥现象，并且关节部位经常跟衣物产生摩擦，角质层会粗糙变厚，也更容易产生色素沉着，所以，关节处的皮肤比较黑是正常现象。

能改善吗？

刷酸、美白身体乳、润肤霜、磨砂膏都能一定程度地改善关节处的色素沉着。

多摄取番茄红素，吃出好肤色！

你喜欢吃番茄、西瓜、葡萄柚、番石榴和新鲜的蔬菜吗？

它们含有丰富的番茄红素，这是一种抗氧化能力非常强的天然色素，能帮助平衡皮肤的pH值，减轻紫外线带来的伤害，让肌肤变得更白嫩。

长期摄入番茄红素不仅有助于健康肤色的养成，对眼睛、心血管和提高身体的免疫力都有一定的好处，而且番茄的热量低，对正在减重的人群也十分友好。要注意的是，番茄虽好，但并不是人人都适合吃，最好把握好食用量，番茄同时含有大量的柠檬酸和苹果酸，吃太多可能会引起胃部不适，适量就好。

27日 你的防晒霜可能白涂了！

无论什么样的防晒，没涂够就等于没涂！

大家买防晒霜都很重视产品的SPF、PA这些系数，觉得越高越好，却唯独忽略了防晒霜的使用量。这也使很多朋友疑惑明明涂了防晒霜，为什么还是晒黑了呢？

防晒霜的理想使用量是2mg/cm²，按照成年人脸部皮肤面积约为450cm²，每次的使用量约为一元硬币的大小。如果不好衡量的话，那就以用量覆盖食指和中指（两根手指）的大小，而胳膊、小腿这些经常大面积暴露在阳光下的部位，至少要涂"三块钱"，对于"胖友们"，用量还要适当增加。

涂防晒霜时，应该遵循少量多次的涂抹方式，长时间户外活动的话，要适当补涂，这样才能为皮肤提供充分的防护。

28日 不同使用场景下，如何选择防晒霜？

一支防晒霜涂到底？赶紧打住！不同场景，涂抹的防晒霜大不同。

虽然防晒霜看上去都差不多，但其实不同的使用场景适合的防晒霜以及使用注意都各有不同，如果长时间不分场合使用同一款防晒霜，可能会因防晒力度不够，无法有效阻挡紫外线带来的皮肤损伤。

不同场景防晒选择参考

场景	SPF	PA	涂抹频次
阴天/雨天	10—15	+或以上	建议不补涂或半天补涂一次
日常通勤/室内	25—35	++或以上	建议半天补涂一次
户外/公园活动	30—45	+++或以上	建议每隔2小时补涂
沙滩/室外游泳	45—50+	++++或以上	建议每隔2小时补涂

充分了解不同场景所适用的防晒霜之后，在使用方面也要注意，可以根据产品说明，在出门前15—30分钟预涂防晒霜，防晒霜成膜了之后才能保证更好的防晒效果（不同防晒产品成膜时间有差异），别临出门再涂防晒霜！

29日 防晒霜和隔离霜，先用哪个？

先涂隔离还是先涂防晒，一直存在争议。

在解答这个问题之前，我们要先弄清楚二者的区别，防晒霜的主要目的是抵御紫外线对皮肤的伤害，隔离霜则是用来隔离粉尘及彩妆对皮肤的伤害。

为了减轻肌肤的负担，我们通常会建议大家日常尽量选择兼具隔离和防晒功能的产品。如果是一些特殊情况，比如要去海滩、游泳等可能会暴晒、沾水的环境，非得同时使用隔离霜和防晒霜时，则建议大家优先涂抹隔离霜，再使用防护系数高的防晒霜，而且每隔2—3小时补涂防晒霜，这样才能给皮肤全面的防护。

大多数防晒霜，都不需要特地卸妆，使用普通的洁面产品洗掉即可；如果是防水型的防晒霜，则要用温和的卸妆产品卸干净。

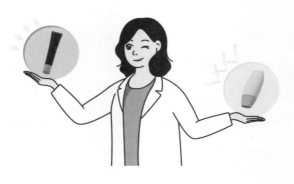

30 只涂防晒霜还不够，
硬防晒才是硬道理！

全面防晒，只涂防晒霜是不够的！

看过防晒霜测评的朋友都知道，再厉害的防晒霜也比不上一块黑布。这是因为防晒霜毕竟会随着流汗、皮肤的摩擦而流失，如果不及时补涂，很容易晒伤。

所以别偷懒了！想获得更好的防晒效果，物理防晒做起来！出门除了涂防晒霜之外，遮阳伞、帽子、防晒衣、墨镜都要准备好，它们不仅可以防晒黑，同时也可以预防光老化。

坚持每一个好习惯，运动、健康饮食、防晒，你就会成为更加熠熠发光的自己！

31 被晒黑后，别急着美白

3月

暴晒后的第一步没做好，可能会令肌肤受伤更严重，甚至出现晒斑！

虽然想快速白回来，但皮肤经过长时间的太阳直射后变得红红的，这是晒伤的表现，此时给肌肤降温、镇静、修复是最重要的。

不要急着应用含美白功效的护肤品和面膜，正确做法是在适当的冷敷之后，使用温和修复、舒缓抗敏类型的保湿类产品，尤其注意不要用热水洗脸，这会加重晒伤的症状。

除此之外，多吃富含维生素C的新鲜果蔬，也能促进晒后的修复。等到皮肤不再敏感、恢复正常的状态之后，再考虑使用美白类化妆品。

4 月

自内而外的
少女感

清明　谷雨

春风轻灵，细雨如丝

你是一树一树的花开，
是燕在梁间呢喃，
你是爱，是暖，是希望，
你是人间的四月天！

——林徽因

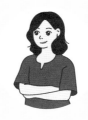

少女感，是一种自内而外的状态

借着春风轻灵，我们聊聊"少女感"。

少女感，常被形容为"元气满满"，这既是皮肤饱含胶原蛋白的状态，也与面部轮廓的饱满与否相关。

春末空气湿度的攀升正在悄悄影响皮肤的状态，拒绝油腻感，改善黑头，正确脱毛等都可以让整个人看起来更清爽。辅以适度运动锻炼，精气神自然更加饱满。

少女感，是一种自内而外的状态。

对生活始终热爱，对新鲜事物充满好奇，保持学习的心态，都会让我们拥有不易老去的年华，如春天一样美丽。

正如"一生诗意千寻瀑，万古人间四月天"，是林徽因先生永恒的美。

正确脱毛，避免惹上毛囊炎！

您是否也为多毛感到尴尬？春天是很多女性朋友脱毛的黄金时期，没有黑黑的毛发困扰，夏天就可以自由自在选择漂亮的衣服了。

然而刮、剃、剪等各种脱毛方法，经常容易造成皮肤外伤等问题。

体毛的疏密与人体本身的激素水平有关，也会受到遗传因素影响，只要不影响日常生活，不必太过焦虑。如果想追求更加美观的外表，可以采用安全的脱毛方式。以下是不同脱毛方法的优缺点，供大家参考。

常见的脱毛方式及优缺点

脱毛方法	优点	缺点	安全指数	能否永久脱毛
刮毛刀	操作方便、成本低、见效快	时效短、容易割伤皮肤	★	否
脱毛膏	无痛感，过程舒适	时效短、过敏肤质慎用	★★★	否
镊子	精准脱毛，时效较长	对毛囊伤害大，可能引发感染	★	否
蜜蜡 / 热蜡	方便携带、脱得干净、时效较长	痛感强烈、暴力撕脱时可能破坏皮肤屏障和诱发炎症	★★	否
医疗激光	安全脱毛、抑制毛囊生长，不损伤皮肤	有刺痛和灼伤感、费用较高，有一定的治疗周期	★★★★★	等同永久脱毛的效果
家用脱毛仪	操作简单，自由脱毛，无不良反应	操作不慎容易灼伤皮肤，有一定的治疗周期	★★★★	等同永久脱毛的效果

任何一种脱毛方式都不可能做到一次治疗就让毛发停止生长或者完全不存在。如果发现全身体毛突然异常增多，有可能合并疾病风险，一定要及时就医！

2日 脱掉外套前，改善"鸡皮肤"

在上臂外侧、大腿前侧，很多朋友会受到"鸡皮肤"的困扰。

所谓"鸡皮肤"，实际上是汗毛没有长出来的毛孔在皮肤表面呈现出一个个小红疙瘩，外观如鸡脖子上的颗粒。除了不美观外一般没有症状，也不用太担心。

"鸡皮肤"
的形成

4月

正常皮肤　　　　水分流失干燥缺水　　　角质增厚堆质

红点、疙瘩　　　油脂不能排出　　　堵塞毛孔

我们可以用下面的方法来改善：

1. 外涂药物
（儿童及妊娠期、哺乳期妇女禁用）

3%—5%水杨酸软膏、10%—20%尿素酸、0.1%维A酸霜；通常效果不持久，需要反复涂抹，多次使用。

2. 激光治疗
快速有效，严重者可能会需要多个疗程。

3. 日常生活注意
切勿用手去抠和不当挤压毛孔，避免留疤；可选用温和保湿的沐浴产品，不建议频繁使用搓澡巾和磨砂膏。

3日 胶原蛋白是什么？

胶原蛋白是一种大分子蛋白质，是动物体内各结缔组织细胞外间隙的主要结构蛋白，分为脏器中的基膜胶原、与软骨有关的软骨胶原、存在于皮肤细胞间的间隙胶原三种。其中，间隙胶原有很强的抗张性，在皮肤和肌腱组织中，随年龄增长张力会逐渐减弱，表现为皮肤的松弛。人体的皮肤、关节、骨骼、结缔组织中，都有大量的胶原蛋白。

对于皮肤来说，胶原蛋白占皮肤真皮层的80%，它们就好像一个个支架，在真皮中起着维持弹性、保持水分的作用，支撑着我们的肌肤。

而随着年龄的增长，胶原蛋白会逐渐流失，脸颊没有了胶原蛋白，皮肤就会坍塌、松弛下垂，甚至出现皱纹。

而医美及生活美容中的抗衰除皱项目，如注射或外涂胶原蛋白类的产品，可以帮助皮肤恢复饱满的状态。

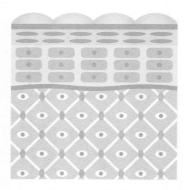

胶原蛋白充足的皮肤

胶原蛋白缺失的皮肤

4日 脸上的胶原蛋白怎么补？

当间隙胶原蛋白张力减弱后，真皮层弹性随之减弱，全身会表现出皮肤松弛的状态。所以，补充胶原蛋白，可以从以下方面入手：

① 日常保持蛋白质摄入，保持营养，在身体无负担情况下，食用富含蛋白质的食物。

② 日常做好防晒保湿等抗衰护理，减少环境对皮肤的伤害。

③ 如果皮肤已经出现松弛、产生细纹，可以到正规的医院进行光电治疗加以改善；如果出现较明显的皱纹、凹陷等衰老现象，可以进行注射填充治疗，让皮肤变得紧致饱满。

5日 口服胶原蛋白、玻尿酸，有用吗？

4月

口服胶原蛋白和玻尿酸，对皮肤的效果微乎其微。

首先，我们需要明确两者是什么，经过消化道后会成为什么。

胶原蛋白本质是蛋白质，经过消化后分解为氨基酸，形成为人体所需的营养被身体吸收；而玻尿酸的构成材料通常是葡萄糖醛酸和乙酰胺基葡萄糖，经肠胃消化后被分解成二氧化碳和水。

如果要真正达到让皮肤充盈、水润的效果，还是到正规医疗机构，接受注射美容治疗进行补充，能够更好地达到期待的效果。

6日 胶原蛋白、玻尿酸、肉毒素类 护肤品的真相

现在市面上出现很多含有抗皱抗衰成分的护肤品，针对常见类型，我们来了解一下。

1. 胶原蛋白护肤品

胶原蛋白并不能被皮肤直接吸收，因此涂抹或敷在皮肤上，达不到让真皮层紧致的效果。

虽然不能抗衰，但胶原蛋白外用可以有比较好的保湿效果，减少肌肤干燥。

2. 玻尿酸护肤品

玻尿酸用于护肤一直以来都有，如果我们仔细看保湿锁水、修复皮肤屏障类产品的成分表，会发现有"透明质酸"，这就是玻尿酸。随着科技的发展，玻尿酸产品也从大分子补水保湿功能，逐渐延展出中分子进入真表皮连接处补充细胞间质，以及小分子深入真皮层补充胶原蛋白营养的作用。

3. 肉毒素护肤品

且不说**肉毒素属于国家毒麻管控药品**，其使用有非常严格的要求，单论肉毒素本身的毒性，就使它没有办法添加到化妆品中，而且也不合法。肉毒素护肤品实际上是添加了乙酰基六肽-8这一种神经递质抑制类胜肽（肉毒素成分）。

添加这些成分的护肤品，仅作用于皮肤表层，无法穿过皮肤、皮下脂肪到达造成皱纹的面部表情肌，因此并不能产生真正的除皱作用。

7日 玻尿酸原液是什么，怎么用？

玻尿酸原液是一种透明质酸，具有较好的保湿功能。天然的玻尿酸本身存在于人体组织中，能够储存水分，使肌肤饱满有弹性。

涂抹型玻尿酸作为日常补水保湿产品，在清洁好皮肤后，取玻尿酸原液滴在脸部，用指腹轻抚涂抹开，适当按摩促进吸收，再配合保湿面霜护理。

如果用作修复敏感肌肤，要重点涂抹敏感处，保持其湿润状态。

8日 打 1 次水光针等于用了 1000 张面膜？

这是一种被夸大的营销宣传说辞，两者并没有可比性。

水光针是一项美容疗法，利用负压技术，通过注射或高压震动导入，让含有玻尿酸的液体渗到皮肤的真皮层，改善毛孔粗大等问题。

其功效成分为：小分子玻尿酸。最直接的效果是补水。

小分子玻尿酸会逐渐被吸收，因此水光针的持续时间一般为一个月左右。

4月

9日 经常敷面膜，到底有用吗？

如果希望短时间内让皮肤看起来更细嫩饱满，敷面膜通常可以达到这种效果。面膜最明显的功效就是湿润肌肤，软化皮肤角质层，改善皮肤干燥的状况。面膜的作用主要受限于外敷成分的透皮深度。因此，想要长期拥有好的皮肤状态，还是要日常做好防晒，保持作息规律、饮食健康。

10日 从早到晚敷面膜，当心"毁脸"

再好的面膜也不能从早到晚不停地敷！

面膜使用后，即刻会使皮肤看起来饱满有光泽，但长期如此，皮肤角质过度水化后会更容易脱落，容易造成角质层受损、皮肤变薄，破坏皮肤本身的屏障功能，导致肌肤敏感，出现红疹、瘙痒、脱皮等情况。

因此，建议面膜的使用不应太过频繁，每次使用时间10—15分钟，之后根据个人肤质进行下一步的护肤。

在特殊时期需要加强护理时，如部分医美激光治疗后，医生会开具具备治疗功效的面膜，在恢复期使用。这类面膜通常会有医疗器械类注册号，应当遵照医嘱使用。

11日 敷完面膜后出现红、痒、痛，怎么办？

敷面膜后出现红、痒、痛等过敏现象时，应立即停用，清洗面膜残留物后，对面部进行冷敷镇静降温，之后根据具体症状和过敏程度使用相关的药物治疗。

轻度的红痒，可用外用止痒膏进行涂抹。

如出现皮损，急性渗出期可使用硼酸溶液湿敷，渗出减轻或仅有红斑和丘疹则局部外用他克莫司软膏、吡美莫司乳膏、地奈德乳膏等对症治疗。

如瘙痒严重，可口服氯雷他定、马来酸氯苯那敏、西替利嗪等抗过敏药物对症治疗。其间，避免辛辣刺激饮食，注意防晒，减少化妆。

注意事项

为了避免皮肤刺激和损伤，内服和外用的药物都应该在医生的指导下使用。

12日 医用面膜和普通面膜的区别

　　"医用面膜"也被称为"械字号面膜"，是医用敷料或医用冷敷贴，可与创面直接或间接接触，有吸收创面渗出液、支撑器官、防粘连或者为创面愈合提供适宜环境等医疗作用，属于医疗器械的范畴。主要分为外科敷料、创面敷料（分为急性创面敷料和慢性创面敷料）、包扎固定敷料。

　　相比较于普通面膜，医用面膜成分简单、无色素香精防腐剂添加、无刺激，更适合医美术后创伤恢复使用。两者进一步对比如下：

对比	医用面膜	普通面膜
资质	械字号	妆字号
成分	主要成分常包括生长因子（EGF）、透明质酸、胶原蛋白等	包括水、各类营养成分、油类、乳化剂等
功能	补水保湿，舒敏、抗炎、修复，促进伤口愈合	补水保湿
适用	可与创面直接或间接接触，医美术后护理，皮肤软组织的物理降温、冷敷理疗，敏感肌肤、激素脸等皮肤问题的辅助治疗	只可用于完整的皮肤表面，护理或清洁作用

4月

13日 自制面膜能用吗？

最好别用！

　　我们常见的自制面膜多使用新鲜食材，虽然自己动手很方便，看着也很天然健康，但长期用在脸上，没能产生期待的功效是一方面，更主要的是容易伤害我们的皮肤。

最直接的危害：刺激性。自制面膜采用的材料，多为新鲜蔬菜水果，其中含有的鞣酸、果酸等浓度过高，容易刺激皮肤；且蔬果面膜在制作中有大量VC来不及吸收就被氧化，敷后如果造成表皮损伤反而容易起斑，也会导致变黑、发红、干燥、敏感甚至起红疹。

可能的危害

变质感染。蔬果制作中，没有提炼加工，也难以做到灭菌防腐，容易滋生细菌。食品和化妆品要求的卫生标准不同，将食品直接用于皮肤可能会引起皮肤感染。

常见的危害

皮肤屏障受损。使用鸡蛋等制作的面膜，看似营养丰富，实际其蛋白质和脂肪等营养因子分子较大，我们的皮肤并不能吸收，附着在皮肤表面容易染菌，还会改变皮肤酸碱度，导致皮肤问题。

冻干粉、冻干面膜的真相

冻干粉，是通过冻干技术，将养护成分浓缩成粉末。冻干技术是能保持成分结构稳定、含量浓度较高的储存技术。

冻干面膜，也叫作冻干粉面膜，是指将面膜原液、增稠剂、保湿剂等与膜布纤维融合，并使用真空冷冻干燥技术，使之升华成固态干膜形态。

与普通的湿敷面膜或者泥状面膜相比，冻干面膜经过冻干处理，可以让对热不稳定、易氧化、易降解成分更好地存留并保持活性。

选择冻干面膜，需要识别成分，不同成分的冻干粉，会更有针对性地解决皮肤的某个问题：如日常抗衰滋润，可选择含玻尿酸、水母精华、神经酰胺等成分的；紧急修护亮肤，可以选择含烟酰胺等成分的。需要注意的是，外用的冻干粉禁止注射于皮下。

瓜子脸、鹅蛋脸？了解自己的脸型

　　我们常说的脸型，也就是面部轮廓。面部的骨性结构包括上颌骨、颞骨、颧骨、额骨、顶骨、下颌骨等，这些骨性结构连同肌肉、皮肤、脂肪等共同构成了我们的脸型。

　　我们可以通过下面的方法，初步判断自己属于怎样的脸型：

脸型		特点	判断
圆形脸		整体轮廓均匀，线条流畅，下巴圆润丰满 **有活泼、易亲近感**	长宽比约1:1
方形脸		分长方形和正方形 颧骨、咬肌和下颌骨棱角突出，有角度、有轮廓感 **比较硬朗，有成熟感**	额头、颧骨、下巴基本等宽
鹅蛋脸 （椭圆形脸）		整体呈鹅蛋形状，线条圆滑流畅，下巴微微的圆弧形 **具有柔和的古典美感**	额头与颧骨基本等宽 脸宽 ≈ 2/3脸长
瓜子脸		脸型小，线条匀称，形似瓜子，上方略圆下方略尖 **有纤瘦感**	额头圆润，下巴尖
菱形脸 钻石脸		脸型较小，额头窄、下巴尖、颧骨宽，太阳穴凹陷、颧骨颧弓突出 **立体感十足**	颧骨与整体对比明显突出
正三角形脸 梨形脸		视觉上为上小下大，有肉感 **有稳重感**	前额较窄、下颌较宽
倒三角形脸 心形脸		上宽下窄，尖下巴或小圆下巴	额头宽，脸颊开始慢慢变窄，下颌窄

4月

什么是面部轮廓整形？

面部轮廓整形，是通过手术对面部的骨骼及软组织进行切除、移位、填充，进而改善面部形态，使脸型和五官显得和谐美观。

主要的改善方式包括三类：

1. 手术

对骨骼进行修整，包括削骨、磨骨、软组织脂肪抽吸等。

2. 注射

包括应用肉毒素注射改善咬肌导致的下面部宽大、玻尿酸注射让面容饱满等。

3. 填充

对软组织填充，可应用自体脂肪、硅胶假体等。

面部轮廓整形风险大难度高，一定要到正规医院，找专业医生进行术前评估，结合自身情况制订合适的方案。

如何拯救"大方脸"？

首先我们要了解视觉上形成"大方脸"的原因，以选择适合的方式做调整。

是肌肉引起的肥大？还是骨头原因导致看起来脸方？

如果是咬肌过于发达的问题，可以通过几次肉毒素的注射，帮助适度"消除"咬肌肥大，改善肌肉线条。

如果是牙齿畸形导致，可以通过矫正牙齿做改善。

如果是颧骨、下颌骨本身很宽大，影响到整个脸型，建议找专业的医疗机构，进行磨骨或截骨矫形手术，调整过于方正的面部轮廓（下颌角截骨属于四级整形手术，需前往三级整形外科医院或设有医疗美容科、整形外科的三级综合医院）。

➡ 测试方式参见1月23日

18日 不开刀改善面部轮廓的办法，有哪些？

很多爱美的朋友不满意自己的脸型，但也还没有到需要进行手术调整的情况，日常生活中可以用下面的方式进行生活修容。

① 避免频繁咀嚼坚硬、韧劲大的食物，以防咬肌过度发达；

② 适当化妆，用光影效果改善视觉，让脸看着更小巧精致；

③ 选择合适的发型，比如适当的散发遮挡，或增加头发蓬松造型，让整体看着更漂亮。

19日 下颌后缩怎么办？

下颌后缩，局部缺少足够的支撑，就算很瘦也容易出现双下巴。

简单测试判断是否有下颌后缩：过鼻尖、嘴巴连一条直线，看看自己的下巴是不是在这条直线后面。

4月

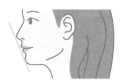 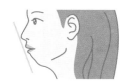

下颌未后缩　　　　　　　　下颌后缩

1. 牙齿咬合不齐导致的下颌后缩

牙齿矫正可以改善牙床突出和纠正牙齿错位。

2. 软组织容量不足导致的下颌后缩

可采用以下方式矫正：

（1）注射填充：玻尿酸及自体脂肪均可以改善轻度的下颌后缩。使用玻尿酸维持时间较短，需要定期注射以保持效果；自体脂肪存活后可以长久保持，但脂肪移植的成活率因人而异，通常为30%—60%。

（2）假体填充：常见的假体材料包括硅胶、膨体等。存在移位、感染等风险。

> 针对不同的情况，可以选择不同的方法进行改善

3. 上下颌骨发育导致的下颌后缩

针对较严重的畸形问题，可以通过颏成形术进行截骨矫形。手术效果是永久性的，但存在颏神经损伤风险。手术一定要选择有资质的医院咨询面诊，制订方案。

20
日

明明很瘦，却有双下巴？

双下巴并不是胖子的专属。很多瘦子也会有双下巴，根据不同情况有不同的改善方法。

1. 下巴局部脂肪堆积

下巴的脂肪是相对独立的脂肪垫，因长期进食高脂肪食物或激素类药物，导致局部的脂肪堆积。这种情况可以用吸脂手术减少局部脂肪，并调整饮食，避免再度堆积。

2. 皮肤松弛

主要因颈阔肌力量较强或年龄增长导致下颌缘皮肤松弛。可以通过除皱手术或局部注射肉毒素恢复皮肤紧致。日常注意增加颈部拉伸活动，不做低头族。

3. 下颌后缩

此类情况需进行下颌部位的填充或矫形手术，建议到正规的医疗机构进行整体评估后治疗。

21
日

"V脸面膜"能瘦脸吗？

"V脸面膜"的原理是，通过物理加压让面部软组织减少体积膨胀，产生提拉紧致效果。但效果通常只是暂时性的，并不能有明显且长期的瘦脸功效。

成年人的骨骼已经定型，简单用物理外力进行压迫，并不能改变骨骼形态。

22日 敷面膜时，多余的精华别浪费！

每次敷面膜，包装里都有多余的精华，直接扔掉太可惜，我们可以好好利用。

做手膜和脚膜

手部和脚部皮肤比脸粗糙，面膜精华中的去角质和保湿成分完全可适用。将精华厚涂手脚部位后，保鲜膜包裹5—10分钟，取下保鲜膜后慢慢按摩3—5分钟，冲洗后再涂抹手霜即可。

颈部护理

颈部容易有皱纹，在敷了面膜后，将精华液涂在颈部按摩10—15分钟，可辅助减少颈纹。

注意事项

· 面膜精华不建议过度频繁使用，容易造成皮肤问题；
· 面膜精华常含增稠剂，不易被皮肤吸收，不能替代爽肤水和日常护肤品。

4月

23日 头皮爱出油是什么原因？

头皮爱出油多数是脂溢性皮炎的表现，一般与以下因素有关：

1. **遗传因素**

头皮皮脂腺本身相对发达，油脂分泌过多。建议日常勤洗头，避免毛孔堵塞。

2. **激素水平异常**

常见于青春期，雄激素相对分泌旺盛，导致头皮脂分泌增加。此种情况为发育阶段的正常现象，保持个人卫生即可。

3. **不良生活习惯**

经常熬夜、精神压力过大，或经常摄入高糖分、高油脂食物和刺激性食物、嗜酒等，引发内分泌紊乱，使头皮皮脂腺分泌增多。类似情况建议改善饮食及生活习惯。

4. **感染**

头皮毛囊受到细菌真菌感染后，也可能出现油脂分泌过多的情况。如合并头皮多发的痤疮、感染，建议遵医嘱外用药物治疗。

头皮油？头发油？别傻傻分不清

周围有女性朋友会抱怨自己头皮太油，早上才用控油洗发水洗了头，下午头发都塌了，还黏腻腻的，很难做造型。这或许并不是头皮油的原因。认清自己的头皮类型，才能更好地让头发变"秀发"。

如果您的头发有光泽、弹性好不干枯，代表您有很好的发质，保持正常的护理和生活作息即可。

如果您的头皮爱出汗，洗头后2小时左右感到头发变油、头发扁塌，通常是汗水分泌过多且长期停留在头皮造成的，控油并不能改善。

如果您的发根1—2cm容易变油，洗头后5—6小时就有油腻感，伴有头皮发痒，那您属于"油性头皮"，是头皮皮脂分泌过多导致。头油过多，会与头皮脱落的角质层混合，堵塞毛孔，导致头屑增多；头皮过油不及时控制，可能会出现脂溢性脱发等现象。

拿什么拯救爱出油、细软塌的头发？

最好的办法是内外兼治。

外治治标，日常通过调整洗发的水质和频次，选择合适的洗发水进行头皮的清洁。有条件的朋友还可以偶尔到美发机构用专业的控油洗发产品做养护。如果是来不及洗头想要快速救急，可以在头发上少量撒些化妆用的定妆散粉。

内治治本，头发健康从一定角度上反映的是身体的健康，除了改变生活作息之外，在饮食上可以适当吃些黑芝麻、核桃仁、桂圆红枣汤和新鲜的蔬菜水果。

如何选择适合自己的洗发水？

每个人的头皮环境和发质不同，选择洗发水的侧重点也会不同。

发质	特点	洗发水选择
中性	血液循环良好，油脂分泌正常，头皮正常滋润，呈弱酸性	中性、微酸性洗发水，简单护理成分清洁，如氨基酸洗发水、草本植物洗发水
干性	缺乏油脂分泌，头皮缺水，发根稠密但发梢稀薄分叉，头发弹性较低	避免碱性洗发水，注重保湿滋润作用，适当增加保湿滋润的护发素
油性	头皮油脂分泌过量，头发油腻厚重，有头屑头痒情况	弱酸洗发水缓解出油，增加去屑控油功能，保持头皮毛孔干净，增加补水功效

另外，根据发质的受损情况，可以选择对应修护成分的护发精油配合使用，以恢复头发健康。

该不该选无硅油洗发水？

很多产品在广告宣传中说"0硅油不伤发""硅油洗发水会堵塞毛孔""含硅油导致脱发"，让很多人"闻硅油色变"。那真相是怎样的呢？

硅油的正规名称是聚二甲基硅氧烷，无色无味，是一种常用的头发柔顺剂，它具有浸润性和疏水性，附着在头发中能修复毛鳞片，发挥保护膜作用。洗发水中的硅油添加量一般在1%—4%，冲洗后几乎不会残留在头皮毛囊中。

无硅油洗发水，是把硅油成分替换成比较温和的表面活性剂，对敏感皮肤比较友好，避免头皮受刺激。因此，对于"硅油"大家无需过于担忧，根据自己的发质来选择合适的产品更有意义。

如果头发干枯、受损严重、分叉打结，含硅油洗发水可以有很好的修护效果。如果头发爱出油、发质细软扁塌、发量少，可以选择无硅油洗发水。

28
日

预防脱发，
从学会正确洗头（干发）开始

洗发是我们日常养护头发的最常用手法，学会正确洗发，对改善发质、预防脱发有很大帮助。

1 要不要每天洗发？根据自身的工作环境、工作性质（出汗情况）、头发清洁程度做选择，并不是所有人都需要每天洗发。

2 水温在35℃—40℃，感觉比体温稍高即可。洗发第一步，将头发轻轻梳顺后，用温水全面打湿头发。

3 洗发水在手心揉搓起泡后，再接触头皮，可以有更好的清洁效果，洗发过程中，用指腹按摩头部，避免指甲抓挠，可以舒缓头部，也避免头皮受伤引起毛囊发炎导致掉发。

4 如果使用护发素，不可涂到头皮，只针对头发进行涂抹轻揉，且停留时间不要超过5分钟。

5 冲洗充分，从头皮开始，发际线附近和耳朵周围都要冲洗干净，避免洗发水残留。

6 干发先用毛巾吸水，切忌揉搓损害发丝，之后自然风干或者用吹风机吹干至九成为佳，湿发睡觉容易让毛鳞片受损增加掉发风险。

7 如果洗完头后要马上外出，最好戴帽子或撑伞，防止紫外线让毛鳞片变薄脱落，导致断发分叉。

头发掉得多就是脱发吗？

要正确认识脱发和掉发的区别，脱发为病理现象，掉发为生理现象。

一般来讲，一根头发生长到一定时间后，会进入脱落期，正常脱落的头发是比较有光泽的，每天一定量的掉发，是正常现象。

当头发一次脱落过多（如超过100根），掉下的头发细软枯黄并伴有油脂粒（小白点），头发整体变得细软，则可初步判定是脱发，具体原因，可到医院进一步排查诊断，看是否存在斑秃、脂溢性脱发等原因，进而对症治疗。

女性特有的脱发症是什么？

有些脱发问题男女都较普遍，如斑秃、雄激素性脱发等，而有些则是女性特发的：

4月

❶ 前额脱发，常见于绝经期妇女，表现为前额发际线后移。此种情况比较难治疗，可以根据脱发程度和进展，遵医嘱使用药物，或进行植发手术。

❷ 产后脱发，产后激素迅速变化导致，加上生产后生活节奏改变、精神压力增大，也会加重脱发。这种情况，在身体调养、精神调节后可以恢复。

5月

自信的你，

最美

立夏 小满

风暖昼长，万物繁茂

五月，风暖昼长，万物繁茂。

本月主题是面部五官的保养。日常生活中所指的"五官"，和面貌长相密切相关，包括"眉、眼、耳、鼻、口"五种器官，它们决定了我们的容貌面部特征。

每个人都有自己独特的美。

拒绝容貌焦虑，懂点五官美学，才能避免踩坑。

比如微笑唇这类项目有很多求美者咨询，而多数整形医生却并不建议通过手术方式实现。这是因为正常嘴角是可以控制表情、表达心情的，在开心时微笑上扬，在悲伤时自然下垂，一旦通过整形方式强制改变，就会造成表情不自然。

对于双眼皮、隆鼻等医美整形常见项目，同样应当在了解风险后，理性选择。我们希望能帮助大家在选择五官整形时，安全地变美。

相貌由父母的遗传基因所决定，但是生活习惯的改变也能悄悄影响五官。如频繁看手机、电脑、电视屏幕，尤其是夜间用眼时如果屏幕与四周的光线不当，形成眯眼的习惯，会容易造成眼周细纹；长期张嘴呼吸容易引起嘴唇外凸影响美观……

养成良好的生活习惯，也能让面容发生微妙的变化。

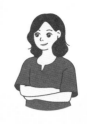

养成良好的生活习惯，也能让面容发生微妙的变化

1日 不要长时间对着电脑，注意眼睛的休息！

眼睛疲累，给人的感觉总是没精神，多是用眼过度或者疲劳所致。趁着五一假期，可以补上美容觉，开启眼部变美小妙招。有哪些可以使眼睛肌肉放松，快速让眼睛神采奕奕的方法呢？

1. 眼保健操

感觉眼睛疲惫的时候不妨花5分钟做一下眼保健操，对促进眼部血液循环很有帮助。

2. 热敷

适当热敷能让眼部肌肉得到快速放松和休息，也能缓解眼睛疲劳，如果没有温毛巾，把手搓热敷眼或者用热水的蒸气熏眼也能得到同等的效果。

3. 活动眼球

用眼疲劳时，可以通过让眼球上下左右地转动，使眼周组织与肌肉得到锻炼，这种眼部运动，也是缓解眼睛疲劳的好办法。

除了以上的方法之外，在长时间伏案工作时，最好给自己设一个小闹钟，每隔半个小时就站起来活动身体，眺望远方绿植，让双眼得到充分的调节和休息。

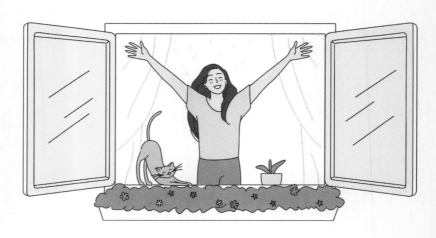

眼霜的正确涂抹方法

眼霜涂不好就是浪费，甚至还容易加重眼周脂肪粒的形成！
正确涂抹眼霜的方法是什么呢？

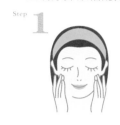

Step **1**

用无名指指腹——蘸取米粒大小的眼霜——
轻点在眼周皮肤上。
注意避免拉扯肌肤，温柔地帮助皮肤吸收。

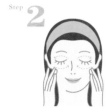

Step **2**

以打圈的方式，
由内眼角向上眼皮按摩眼周肌肤。
帮助眼霜更好地晕开，防止皮肤松弛。

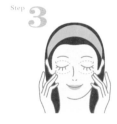

Step **3**

沿着由内向外的箭头方向——轻柔按摩，
平滑眼周肌肤。
上下眼睑各按摩三次左右，直到眼霜完全吸收。

5月

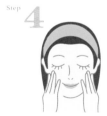

Step **4**

食指、中指、无名指轻轻交替轻点眼周
肌肤。
帮助眼霜更好地渗透。

除此之外，护肤顺序也要注意：眼霜是护肤的最后一步哦！
适当的眼部护理，能预防部分眼部皮肤问题的出现；但对于
已经形成的眼袋、泪沟，眼霜是无法解决的，需寻求医美手术进行
治疗改善。

3日 明明睡好了觉，黑眼圈怎么还在？

黑眼圈不一定与睡眠有关，但睡不好一定会出现黑眼圈！

如果您已经形成了黑眼圈，即使在短期内保证了充足的睡眠（按每日8小时计算），黑眼圈也不会立即消失。

因此，比起熬夜后再大补美容觉，保持规律的作息时间及常态化充足睡眠更重要。

想告别"烦人黑眼圈"，首先要判别您的黑眼圈属于以下哪一种类型：血管型黑眼圈、结构型黑眼圈（阴影型黑眼圈）、色素型黑眼圈和混合型黑眼圈，快来自测您属于哪一种吧！

自测小方法

☐ 如果用手指轻轻摁住黑眼圈轻轻往下拉，黑眼圈出现了明显的颜色变化，则可能是血管型黑眼圈；

☐ 如果在镜子面前抬起头，采用45度角仰望天空的姿势，发现黑眼圈消失了或者有明显的改善，则属于结构型黑眼圈；

☐ 如果重复以上两个动作黑眼圈的颜色都没有变化，很有可能是色素型黑眼圈。

4日 不同类型的黑眼圈特点及产生原因

在日常生活中，有血管型黑眼圈和结构型黑眼圈的人群较多，有色素型和混合型的黑眼圈的人群较少。

黑眼圈类型	特点	产生原因
色素型	呈棕黑色，出现在上下眼睑，甚至遍布整个眼眶	过度日晒、眼周肤色暗沉、化妆不规范
血管型	呈青紫色，出现在眼睑内侧	熬夜、用眼过度、眼周血液循环不佳

结构型	呈灰黑色，出现在眼睑下部	先天性：遗传 后天性：眼周皮肤松弛、胶原蛋白流失、皱纹产生阴影
混合型	含两种或三种以上黑眼圈的类型特点	目前尚未明确

如果想进一步确认自己的黑眼圈类型并改善它，可咨询专业的医疗美容机构。

5日 不同类型黑眼圈的祛除方法

明确了自己的黑眼圈类型，下一步就是：如何"消灭"它！

色素型黑眼圈

注意防晒、避免使用劣质化妆品，可配合使用含有烟酰胺、377、光甘草定及维A醇等成分的眼霜，帮助消除、抑制黑色素生成。

血管型黑眼圈

少熬夜，多睡觉，配合热敷按摩！可使用含有咖啡因、维A醇、乙酰基四肽-5等成分的眼霜进行缓解，促进眼周血液流通。

结构型黑眼圈

配合使用含有维A醇、多肽等成分的眼霜，帮助胶原蛋白的合成和修复。

混合型黑眼圈

成因较复杂，需要在医生的指导下进行治疗。

此外，良好的生活习惯，如眼保健操类轻柔按摩促进眼周血液循环、定期涂抹功效型的眼霜、多吃富含维C的新鲜果蔬、适度运动等都有助于黑眼圈的淡化。

总的来说，眼部的皮肤十分娇嫩、脆弱，出现问题也较难逆转；如果想获得更快速的改变，可以通过咨询正规的医美机构，选择合适的医美手段进行治疗。

6 日 "熊猫针"是什么?

宣称一针就可以解决细纹、眼袋、黑眼圈、泪沟等眼部问题的"熊猫针"到底是什么?它真有这么神奇吗?

"熊猫针"的本质是一种低交联玻尿酸,非常柔软,对于静态皱纹的填充比较自然。

玻尿酸的注射属于医学美容范畴,需要注射者对注射层次的深浅和注射量精准把控,否则可能会出现泛青、凸起甚至眼袋加重等情况。

> **风险提示**
>
> 如有注射填充的需求,务必要到正规的机构、使用有批号的正规产品、让具备相关专业资质的医生为您注射,这样才能够获得好的治疗效果。

7 日 如何区分自己是"水肿" 还是"肿眼泡"?

眼睛浮肿,看起来总是没什么精神,是天生肿眼泡还是暂时的水肿?

有一个很简单的辨别方法——通过眼睛左右是否对称来判断:

○ 如果早上起床眼睛看上去水肿且左右不对称,甚至眼睛出现胀胀的不舒服的感觉,基本上都是水肿;这时候可采取冰敷、冷敷、指腹按摩眼部、眼球运动等方法缓解水肿,晨起后适度运动,早餐时喝杯咖啡可以帮助快速消除水肿。

○ 如果眼睛没有不舒服,眼睛肿肿的且左右对称,用手指轻轻地按压眼皮,放开手指时皮肤会快速回弹,那就说明眼皮的脂肪比较多,这种情况就是肿眼泡。

无论是先天性的肿眼泡还是后天形成的肿眼泡(衰老、皮肤松弛等原因),都可以通过手术治疗改善,想确认自己的具体情况,可以咨询专业的医疗美容机构。

8日 告别水肿，远离这些"坏习惯"

"易肿体质"怎么办？可以自查一下是否存在以下的坏习惯：

1. **睡前喝太多水**

人体一般在晚上11点之后代谢会变慢，睡前喝的水越多，眼皮水肿的情况就越严重。

2. **长期高盐饮食**

食盐中含有丰富的钠，而钠会阻碍身体排出多余的水分，清淡饮食有助于减少出现水肿的情况。

3. **失眠、熬夜**

睡眠不充足不仅导致精神不振，也会引起面部和眼皮浮肿。

4. **枕头过低**

睡觉的枕头太低会影响眼部的血液循环，从而导致眼皮水肿。

5. **痛哭后**

频繁流泪和揉眼睛会对眼皮的皮下组织造成机械刺激，从而引起暂时性的组织水肿。

以上都是生理性原因导致的眼皮浮肿，对身体没有太大影响，调整后多数能自行消退，如果是反复出现的水肿，调整作息和饮食均无明显改善，建议前往医院查明具体原因。

5月

9日 眼袋、卧蚕与泪沟的区别

很多朋友经常把自己的泪沟误认为眼袋，今天就来认识一下三者的区别吧！

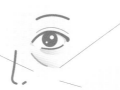

卧蚕

紧邻睫毛下缘，宽约4—7mm的隆起状态，属于肌肉，会随表情出现，笑起来更明显，先天性。

泪沟

下眼睑靠鼻侧出现的一条凹沟，严重者可延伸到面颊部位，表现为局部的凹陷，随着年龄增长，凹陷越加明显，眶隔膜下缘的韧带松弛、下垂。

眼袋

下睑皮肤、眼轮匝肌松弛导致，在眼睛下方呈袋状，有突出感，属于脂肪膨出，不做表情时也会出现，遗传、衰老等导致。

101

总的来说，卧蚕是天生的，眼袋和泪沟基本上都是后天形成的；卧蚕甜美、可爱，让人更有亲和力，而眼袋和泪沟则会让人看起来衰老、憔悴；泪沟和眼袋一旦出现，几乎是不可逆的，如果您正在为泪沟和眼袋感到困扰，可尝试通过医美的方法进行治疗和改善。

母亲节将至，有哪些适合妈妈们的医美项目呢？

在成为母亲之前，妈妈们也只是个爱美的女孩。

不妨趁着这个母亲节，给自己和妈妈准备一份节日礼物吧！

如果尝试过许多大牌护肤品没有达到理想效果，可以理性考虑适合妈妈们的医美项目。如：

眼周年轻化

眼周是面部中最早出现老化的部位，可以根据眼周皮肤的松弛程度选择合适的项目：祛除眼周细纹可以选择肉毒素注射；改善皮肤轻微下垂的可以选择射频紧肤；如果严重下垂的可以采用提眉术等治疗；有眼袋并伴随严重泪沟者可以选择外路或内路眶隔脂肪释放术等。

激光祛斑

日常如没有做好防晒的话，可能会出现老年斑或晒斑，可以选择激光祛斑疗法进行改善。

日常保养

可以选择光子嫩肤、射频紧肤等项目。

注意事项

随着年纪增长，年龄越大所需的恢复期会越长，也更容易留疤，因此，一定要前往正规的医疗美容机构，根据妈妈的身体情况选择合适的医美方式。

11 日

眼部整形项目有哪些？

如有眼整形方面的需求，务必正规就医，避免不必要的风险。

常见的眼部整形，包含以下项目：

手术名称	适应证
双眼皮手术	单睑、重睑不对称等
上睑下垂矫正术	上睑皮肤松弛、下垂，遮挡视线
眼睑凹陷矫正术	上睑脂肪萎缩、眼窝塌陷
眼睑外翻矫正术	睑缘向外翻转、睑结膜暴露在外、睑裂闭合不全
提眉切眉手术	上眼睑皮肤松弛、眉毛下垂
祛眼袋手术	下睑臃肿、松弛、眼袋明显
开眼角手术	内眦赘皮

12 日

双眼皮手术有哪些？怎么选？

5月

　　双眼皮是目前咨询量较高的整形手术之一，双眼皮手术从医学美容的角度主要包括两类：

1 埋线法
适合相对年轻的女孩子，比较自然且恢复期较快；

 切开法
适合合并有上眼睑皮肤松弛，或需要开眼角的情况，同时可以进行眶膈脂肪的矫正，提肌的矫正（如提肌无力），睫毛角度的矫正（如倒睫）等。

* 在考虑双眼皮手术前，可以先了解常见的双眼皮类型及特点，供参考：

 开扇形（广尾型）
内窄外宽
五官秀气、眉毛跟眼睛的距离适中，眼角微扬

 新月形
内侧宽外侧略显窄
圆脸、眼睛短而圆

 平行型
双眼皮跟上眼睑睑缘基本平行
眼睛较大，眉弓高，眉毛距眼睛较远而上眼皮又较薄

 欧式平扇形
平行与扇形的结合、内侧宽外侧略显窄
五官硬朗、没有内眦赘皮

美是多元的，单眼皮同样也有单眼皮的美，不要一味地仅以双眼皮为美。如果有这方面的需求，建议您在接受手术前一定要和您的手术医生进行充分的沟通，根据整体的五官比例进行调整，才能保证您术后满意。

什么是提眉术？作用是什么？

随着年纪增长，上眼皮逐渐松弛，三角眼逐渐明显，提眉手术是最常见的解决方法之一。

提眉术是在眉毛附近做切口，切口相对隐蔽，通过切除松弛的皮肤及皮下组织，让松弛的眼角上提，双眼皮更清晰，达到眉眼整体年轻化的效果，看起来更精神。

眉毛边缘的切口，未来还可以通过纹绣眉的方法进一步遮盖住瘢痕。

手术方式包含两类：

❶ 在眉上进行切口，将眉毛上提的同时提拉眼皮；

❷ 在眉下进行切口，去掉多余的上眼皮皮肤，将眼角轻微上提，以改善松弛的外观。

风险提示

提眉手术同时也存在一些并发症，常见的如出血、血肿等。在提眉手术中，如果操作不当还有可能导致瘢痕增生和双侧眉不对称等情况发生。
为避免不必要的风险，务必要前往正规的医疗美容机构接受治疗。

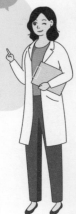

14
日

一个小动作，
让您的双眼皮更漂亮

　　双眼皮及提肌手术后，为了后期睁眼的动作更自然，同时提肌更有力量，鼓励大家多做：睁开眼睛向上看的动作。

　　这个动作在术后反复多次练习，有助于双眼皮皱褶的形成，让提肌固定的形态更好。

　　已经是双眼皮的朋友，也可以休息时练习这个小动作，让眼睛更漂亮。

15
日

祛眼袋手术，术前术后注意事项

　　排除眼部水肿情况，如果需要将眼袋局部凸起的两块脂肪去掉，则需手术祛除。

　　祛眼袋手术分为两种：

5月

内路法

年轻人眼部皮肤及眼轮匝肌松弛不明显的情况，可选择通过结膜内路的小切口取出眶内脂肪，术后恢复快且眼周皮肤无瘢痕。

外路法

适合眼轮匝肌较松弛的情况，在下睑缘下方做切口，切除多余的脂肪及部分松弛的皮肤，同时收紧眼轮匝肌。

术前必须充分了解的信息

1 选择有正规资质的医疗机构，跟医生充分沟通，做好心理预期；

2 做好术前检查，避开生理期，如有服用药物，务必提前告知医生；

3 手术当天避免化妆。

眼袋手术后多久，可以投入工作？

由于眼周的组织较疏松，眼袋手术后眼周在48小时内肿胀较明显，可能有轻度淤青，建议适当休息；48小时肿胀期后至术后7天内，可选择佩戴框架眼镜遮盖，不影响正常工作。

有切口的情况下，需要术后7天拆线后，才能洗脸和化妆等。

术后注意事项

1 术后伤口会有轻微的肿胀和疼痛，24小时内可以局部冰敷，注意伤口不要碰水；

2 保持伤口的清洁干燥，以免伤口感染；

3 术后避免长时间用眼、熬夜，让眼睛和身体得到充分休息；

4 不要盲目应用各类伤口敷料覆盖，以免造成瘢痕。

正确的术后护理能帮助伤口更好地恢复，祛眼袋后，也要更加注意对眼周皮肤的保养。

如何改善泪沟？

眼袋通常伴有泪沟，而有泪沟不一定会有眼袋。

泪沟一旦形成，就不会自行消失，如果想改善的话，可以通过医美手段进行治疗。按照泪沟的严重程度，采取的治疗方法也不同。

轻度泪沟	中度泪沟	重度泪沟
凹陷较轻，一般采取玻尿酸填充或自体脂肪填充等方法。	脂肪流失较多，面部凹陷明显并伴有眼袋，首选眶膈脂肪释放手术。	泪沟凹陷明显，伴有重度眼袋、皮肤松弛等情况，可能需要手术+填充进行全面提升。

除了年龄增长外，泪沟的出现与长期熬夜也有一定关系，如果想远离泪沟困扰，就从早睡早起开始吧！

鼻部整形常规项目有哪些？

鼻部整形的项目有很多，从鼻根到鼻背、鼻尖、鼻小柱都有不同的手术。从手术类型上来看，主要包括鼻综合整形、自体软骨隆鼻、假体隆鼻、注射填充隆鼻等。

下表是四种类型的介绍，供参考。

类型	适应证
鼻综合整形	需同时矫正鼻根、鼻背、鼻尖
自体软骨隆鼻	鼻背低平、鼻尖短缩、鼻部组织缺损、人工材料外露后修复等
假体隆鼻	鼻根、鼻背低平
注射填充隆鼻	鼻根、鼻背轻度凹陷、低平

5月

正常情况下，鼻部整形手术不会影响鼻部功能，但手术存在风险，可能出现感染、神经损伤、瘢痕增生、鼻背歪斜甚至栓塞、缺血坏死等风险，后期的手术修复较为复杂。为了避免不必要的风险，有鼻部整形需求的朋友务必要接受正规治疗。

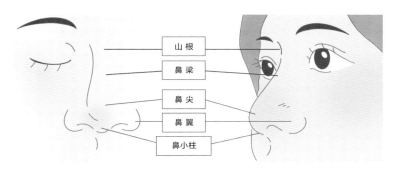

19
日

塌鼻梁的困扰？
关于隆鼻你需要了解的知识

　　鼻子对颜值的影响很明显，通过改变鼻子的高度，可让五官更立体。因此很多鼻梁不高的爱美人士会选择通过化妆来修饰面容，也有求美者希望通过隆鼻手术改善塌鼻梁。在接受治疗前，先了解隆鼻的知识非常重要。

　　首先树立正确的观念：

鼻子并非越高越美，
综合自身五官特点，
整体协调舒适即可。

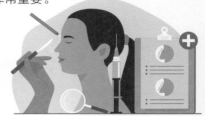

　　其次，了解隆鼻的方式及风险，隆鼻方式主要为：

类型	方式	优点	缺点
手术	自体软骨移植（耳软骨或肋软骨）	无排异、不致敏	增加切取创伤，塑形较困难
	硅胶假体	方便雕刻塑形，手术创伤小	易出现术后植入处皮肤发亮、透光的情况
	膨体	植入后与组织连接紧密	感染率高，取出困难
非手术	自体脂肪移植	无排异、不致敏	立体感较弱，存在一定吸收率
	玻尿酸填充	恢复期短	维持时间短（8个月左右），多次、过量注射容易造成鼻根过宽

　　在进行手术前，需了解自身身体状况，经期、孕期不可进行；鼻综合整形一般需要在麻醉下开展，术前需与医生充分沟通。

20
日

手术类鼻整形的风险须知

鼻整形可能存在的风险包括：

感染、假体外露等，造成鼻尖组织挛缩（鼻尖后缩），甚至可能出现鼻尖组织坏死等情况。鼻部皮肤组织和所有皮肤组织一样，在受伤后会有瘢痕，较硬的瘢痕会牵扯组织逐渐越缩越短；尤其是鼻尖部位，皮肤非常特殊，一旦出现缺损很难修复。

因此对于鼻部整形，需尽量避免反复多次手术。

21
日

蒜鼻头和小猪鼻，有改善方法吗？

我们始终强调，医美整形不是唯一的变美手段，自信、妆容、服饰搭配等物理方式同样能令人精神焕发，重要的是我们的心态。

如果确实对自己的鼻形不满意，或由于外伤导致鼻部畸形等，可以考虑手术改善。

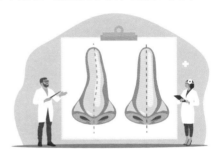

5月

蒜头鼻

可通过假体或者肋软骨抬高鼻背、对鼻尖软组织进行再次塑形调整形态。

小猪鼻（朝天鼻）

通常需要在鼻尖位置植入自体软骨，同时调整鼻尖位置的软骨来改善鼻尖形态。

鹰钩鼻

需通过手术矫正，包括磨削鼻背部凸起的骨性组织，同时调整鼻翼软骨及中隔软骨等。

五官整形均需要根据求美者的脸型特征和整体五官比例来设计手术方案。手术存在一定风险，务必要由正规机构的专业医生进行操作，才能更好地保障手术效果。

22 日

鼻部手术后的护理及注意事项

　　鼻整形手术一般创伤较大，做好术后护理可以防止出现发炎、变形等问题！隆鼻术后伤口恢复一般需要7—10天，鼻部完全消肿一般需要1—3个月。

术后注意事项

术后 24—48 小时内

可局部冷敷改善肿胀，手术部位避免沾水，并遵医嘱配合护理伤口，注意观察是否存在感染问题。

术后 7 天左右

可拆线，肿胀基本消退，其间避免碰撞、挤压或随意揉捏鼻部，遵医嘱正确佩戴鼻夹，避免剧烈运动，减少手术部位暴晒，清淡饮食、戒烟酒。

术后 1 个月

一般可以开始戴眼镜；在完全消肿前都不建议饮酒，避免肿胀加剧。

注意事项

日常护理应注意保持鼻腔清洁，避免鼻腔感染包括鼻窦炎等。一旦鼻整形术后出现感染、发红、肿胀、异味等情况，须及时就医。

面中部凹陷？带您了解鼻基底填充

鼻基底

是鼻子的基座，位于鼻唇沟上部与鼻翼交界的三角区域，从鼻翼的根部使劲下压能按到的骨性结构。

鼻基底填充

在鼻基底的表面做材料填充，用于改善鼻翼周围的外形。由于在相对较深的组织中进行填充，通常术后消肿较快，一般1—2周可恢复。

填充材料包括

鼻基底轻度凹陷
玻尿酸填充、自体脂肪填充；材料软，支撑度有限。

鼻基底严重凹陷
可采用自体软骨，如耳软骨或肋软骨；硬度大，支撑力更强。

适合人群

1. 鼻基底凹陷，法令纹较深以及面中部凹陷；
2. 上颌骨发育不足；或上颌骨牙槽发育过度引起侧后方鼻翼下方凹陷；
3. 唇腭裂畸形常伴有的上颌骨发育不全。

5月

鼻基底填充的风险

如果玻尿酸过量填充或玻尿酸不慎进入血管，可能会出现鼻尖或鼻基底周围皮肤坏死的情况；如果应用肋软骨或者耳软骨，当填充的软骨块过大时，可能会导致上唇周围的组织不自然地凸起、隆起严重等情况，此时需要将填充材料取出。

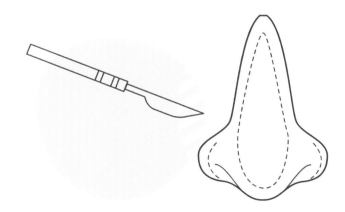

24
日

不正确的呼吸方式，会让人变丑！

经常听到有朋友说：明明小时候很可爱，结果越长大越"丑"，嘴越来越凸，这是为什么呢？

除了遗传、变胖等因素之外，还有一个大家很容易忽略的原因就是——用嘴巴呼吸。

如果长期使用嘴巴呼吸，可能会导致面部形态不良，包括龅牙、下颌后缩等，医学上又称这种脸为：腺样体面容。

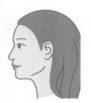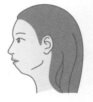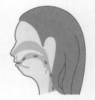

鼻呼吸　　　　　　　　　　口呼吸

自测不自觉用嘴呼吸的方法

☐ 日常生活中，在无意识的情况下，嘴巴处于半开半闭的状态，嘴唇容易发干。

☐ 每天早上醒来，喉咙干渴，有时甚至半夜也要起来喝水。

☐ 睡觉时有打鼾的习惯。

☐ 有地包天、牙齿前凸、上下嘴唇厚度差距过大等情况。

正确的呼吸方法

在日常状态下，自然紧闭双唇，用舌头轻轻顶住上颚，用鼻子缓慢而均匀地呼吸。
如果是不良的生活习惯导致的用嘴呼吸，可以通过呼吸锻炼进行纠正：如可以尝试利用芳香精油进行闻香，训练用鼻子进行深呼吸，嘴巴吐气。但如果是疾病引起，如鼻窦炎等，建议前往正规医院，在专业医生的指导下接受正规的治疗。

露龈笑如何矫正？

微笑是我们日常人际交往中最常见的友好表达。

微笑时上颌前方牙龈暴露过多(通常大于2mm)，可能会让人感到面部不和谐，一般这种情况称为"露龈笑"。

形成的原因包括：牙龈到嘴唇的系带过短、口周肌肉过度紧张、颌骨发育异常（人中过短，牙齿、牙槽骨前突）等。

轻度露龈笑可以不开刀，通过口周注射肉毒素的方式，让降唇和提唇更平衡，达到改善效果，但需要半年左右进行重复注射。

针对不同原因，矫正露龈笑的方法有以下几种。

方法	适用	说明
正畸：戴牙套	牙齿、牙槽骨前突，轻症	改善程度有限
正畸：唇肌训练	轻度肌肉异常，儿童适用	需要坚持训练，收效慢
少剂量局部注射肉毒素A	肌肉异常，能放松上唇	短期（约半年）有效
上唇延长术	人中过短者	术后残留鼻底瘢痕
牙冠延长术	牙冠过短者	切除部分牙龈或牙槽骨
正颌手术	上颌骨发育严重异常者	风险高

5月

注意事项

小孩子笑起来露牙龈为正常，待其牙齿成熟后才能判断是否需要手术矫正。

26日 如何拥有美美的"微笑"?

微笑唇也可以通过练习获得哦！教大家几个小方法：

1 日常不露齿微笑练习

平视镜子，自然放松嘴角肌肉，用舌尖轻轻抵住上颚，这样就获得了一个自然向上的微笑啦！

2 露齿微笑练习

以露出8颗牙为标准，微笑时用您的苹果肌发力，就能收获自然美丽的笑容。长期坚持正确的微笑发力，还能延缓眼部皱纹的产生！

此外，如果希望通过医美的方式让嘴角轻微上扬，可通过微滴注射肉毒素，放松口角处肌肉来调整改善嘴角弧度，但一定要前往专业的医院或医美机构，与有经验的医生充分沟通后再进行相关治疗，保持期通常3—6个月。

27日 考虑唇部整形前，请注意！

嘴唇部位常见的整形需求包括：微笑唇和丰唇手术。

1 微笑唇手术

包括唇线调整、唇峰成形、上唇珠成形、口角上扬等对唇部肌肉组织的切断或提拉。

手术主要风险包含：

① 手术让嘴唇呈固定上扬形态，可能造成悲伤时表情不自然；

② 嘴角处可能会遗留比较明显的瘢痕，尤其是瘢痕体质的朋友要慎重，该部位瘢痕难以治疗和遮盖。如操作不当，可能会发生瘢痕增生风险，因此请一定要谨慎考虑！

2 丰唇手术

对唇部发育不足，唇红低于5mm的人群，进行填充治疗的手术。

近年来，较多求美者为了使嘴唇看着更饱满性感，来咨询是不是可以做填充的治疗。

如果要进行嘴唇整形，一定要和您的医生进行充分的沟通，确认什么厚度的唇型适合您的脸庞。夸张的"嘟嘟唇"在亚洲人的脸上常常会显得不够自然。

如果您选择注射填充，也一定要选正规的医疗机构和有经验的医生。嘴唇部位血管丰富，注射不当容易出现血管栓塞坏死，遗留瘢痕甚至畸形。

28
日

90% 的人都忽略了唇部护理

敏感的唇部肌肤，容易出现干燥起皮、唇纹加深、暗沉发黑等情况。这些问题，通过日常护理，可以有效防护。

5月

唇部干燥起皮

❶ 改掉舔嘴唇的习惯，这个行为不但不能滋润嘴唇，在唾液蒸发后黏膜反而会更加干燥。

❷ 嘴唇上的死皮千万别直接撕扯，容易伤害唇部甚至引起炎症。

对于本身唇部干燥的朋友，日常可选择滋润型唇膏，夜间护理可热敷唇部后厚涂唇膏。

唇纹深重

涂唇膏或口红时应**竖着涂抹**

持续干燥会导致唇纹加重，唇纹深又需要经常使用口红时，应先涂润唇膏再涂口红。对于唇部及唇周角质较厚的情况，可每2周进行一次温和去角质，之后用护唇膏做滋润修护。

暗沉发黑

❶ 通过规律作息+适度运动改善身体血液循环，帮助嘴唇恢复自然健康的色泽。

❷ 适当涂抹口红遮盖，减少唇部日晒。注意选择符合国家质量检测标准的口红，日常做好卸妆和保养。

洁白的牙齿，是提升气质的武器

一口整齐洁白的牙齿，在日常交往中会给人增加好感度。如何保持牙齿洁白?需注意以下事宜。

造成牙齿着色发黄的原因

外源性	内源性
牙齿表面细菌与日常饮食中的矿物质吸附黏合，形成牙菌斑和牙石，使牙齿逐渐变黄或变黑。	牙齿发育中因牙神经病变或药物沉淀产生，如四环素牙（牙本质发黄发灰）、氟斑牙（牙面棕褐色斑块）、死髓牙（发黑）。

怎样美白牙齿

根据不同的变色成因，可综合选择不同的美白方式：

物理美白	化学漂白	遮盖美白
洗牙、超声波洁牙，还原牙齿本色，适于本色白、无病变的牙齿。	冷光美白、皓齿美白，除去表面色素沉淀、进入牙深层脱色，适于氟斑牙、四环素牙、色素沉淀、牙釉质发育不全、龋齿、死髓牙。	瓷贴面或树脂贴面美白，会对牙齿有轻微创伤。

保持牙齿洁白的日常操作

早晚认真刷牙，经常使用牙线清理食物残渣，少吃易染色食物，避免抽烟喝酒，定期洗牙。

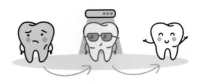

30
日

正确刷牙的方法

口腔健康，才能保证我们的口唇由内向外的美丽。

刷牙是保持口腔健康、去除牙菌斑最为直接和有效的方法。用下面的方法，可以清洁彻底，且不对牙齿造成外力伤害。

 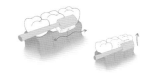 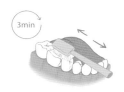

牙内外表面：牙刷与牙齿45°，上下竖刷，最好将刷毛放到龈沟内轻轻刷洗。

牙咬合面：可采用拉锯式横刷，注意轻力。

刷牙时间最好3—5分钟，每个位置反复刷3次以上，避免遗漏。

5月

31
日

长期熬夜会让五官变丑么？

长期熬夜、睡眠质量差不仅会让五官变丑，还会加速衰老！

习惯性熬夜容易加速眼周肌肤的衰老，带来黑眼圈、眼袋、泪沟、眼周细纹等一系列问题；还会让皮肤屏障的恢复能力变差，如紫外线照射后皮肤恢复能力变差，较同龄人更易被晒伤，更易产生色素沉着等；熬夜后肤色不均更凸显，更容易长皱纹；甚至更容易脱发……

不仅如此，"晚上不睡觉，白天睡不醒"，熬夜后容易困乏没精神，成为亚健康人群的常态，作息紊乱还间接影响整个人的精神面貌！

当您开始改变作息，早睡早起坚持运动，就会发现：

原来，好好生活，就是在变美！

6月

入夏护肤指南

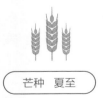

芒种 夏至

万物繁茂，蓬勃向上

六月，是成长的季节，万物繁茂，蓬勃向上。

儿童到成年的过程中，会遇到许多肌肤问题，0—12岁的婴幼儿及儿童时期，家长们应特别留心儿童化妆品的选择，更好地守护儿童健康成长。

进入青春期，因身体激素的变化，很多青少年会出现爆痘等肌肤问题，在此也要提醒大家，长痘痘可能会对肌肤造成永久损伤，如果处理不当，如过度地挤痘痘、做导出等，可能会遗留像火山口一样凹凸不平的坑，这种往往需要靠医美方式才能去除。

对于瘢痕增生严重的，甚至会形成鼓起来、连成片的增生性瘢痕，最后需要反复激光、注射，甚至手术切除联合浅表放疗才能治愈；为了避免永久性的损伤，建议在痘痘发生的早期就重视，并选择接受正规的治疗。

炎炎仲夏，雷雨增多，高温天气居多，难免出现皮肤出油、毛孔粗大等困扰。
本月也将带给大家问题肌肤的护理方式、化妆品的存放攻略、化妆工具的清洗技巧、如何减少蚊虫对皮肤的伤害等知识。

让这个夏天，问题少一点，健康多一点！

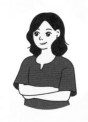

让这个夏天，问题少一点，健康多一点！

1日 儿童化妆品是什么？包含哪些产品？

儿童化妆品，是指供年龄在12岁以下（含12岁）儿童使用的化妆品，大致有护肤、清洁、卫生用品及防晒产品几类。

护肤类
润肤霜、护臀油等

清洁类
婴幼儿香皂、浴液、洗发水、洗面奶等

卫生用品类
痱子粉、爽身粉及花露水等

防晒类
儿童防晒霜等

由于儿童和成人在皮肤结构、特点、功能要求上不同，所以儿童化妆品原料要具备安全无害、易清洁等特点。

根据国家药品监督管理局发布的规定，自2022年5月1日起，申请注册或者进行备案的儿童化妆品，须有儿童化妆品标志。

注意事项 还要注意：儿童化妆品不存在"食品级"；儿童不宜用"彩妆"；不要把"彩妆玩具"当儿童化妆品使用。

2日 儿童化妆品如何选，要注意什么？

选购儿童化妆品，应该注意：

⚠ 功效类别

国家药品监督管理局发布的《化妆品分类规则和分类目录》规定：
3—12岁儿童使用的化妆品功效宣称有清洁、卸妆、保湿、芳香、护发、防晒、修护、舒缓、爽身；而0—3岁婴幼儿使用的化妆品功效宣称则仅限于清洁、保湿、护发、防晒、舒缓、爽身。

⚠ 正规资质

根据国家药品监督管理局规定，申请注册或进行备案的儿童化妆品必须标注"小金盾"标志，以说明与成人化妆品和玩具有差别，但并不表示产品通过质检。

⚠ 官方查验

通过国家药品监督管理局网站和其化妆品监管网络平台，进行产品注册与备案的相关信息查询。

⚠️ 正规渠道

最好到大商场或超市购买由知名厂家、专业儿童化妆品生产厂家出品的产品，可一定程度上减少买到残次假货的风险。

⚠️ 成分简单

配方组成越简单越好，不含香料、酒精以及着色剂，减少皮肤刺激。

⚠️ 皮试选择

孩子皮肤娇嫩，且存在个体差异，最好能在购买前做皮肤过敏测试，如出现皮肤红肿刺痛等情况，则不要购买使用。

3日 儿童与成人化妆品不宜混用

儿童的皮肤与成年人相比更为娇嫩敏感，不正确使用护肤品存在危害。

成年人的护肤品具有美白、补水、抗衰等多种功效，可能含有化学成分、激素、添加剂和重金属，儿童使用不仅容易损伤皮肤，还可能导致性早熟，对其身心发育产生不良影响。

国家已经出台针对儿童护肤品的监管办法，家长在给孩子选购护肤产品时，尽量选择带有小金盾标识、功能成分单一的产品。具体的选择方法可以参照前文。

6月

正确认识儿童化妆品标志"小金盾"

图片来源：
国家药品监督管理局官方网站

"小金盾"，是国家药品监督管理局于2021年12月1日公布、要求2022年5月1日启用的儿童化妆品标志。

图案使用规定：等比例标注在包装主要展示面的左上角，能让人清晰识别。

标志的意义：区分是否申请注册或备案的儿童化妆品，但不具备产品质量认证涵义。

4日 天气逐渐炎热，护肤品、化妆品保存需注意

随着气温攀升，食物的保质期也变短了，不得不放进冰箱延长保存时间，化妆品也需要这样吗？

实际上，日常使用的化妆品，不宜存放在冰箱里反复拿取使用，温度过低反而易使化妆品性状发生改变，如水油分离或难以延展等。

除了特别标注"需要冷藏保存"的化妆品，日常使用的化妆品在干燥的室内，室温30℃以下、避光、通风处保存即可。尚未开封的化妆品，则应按照：**防热、防晒、防冻、防潮、防污染和防失效**的六个原则进行存放。

日常生活中，不适合放置护肤品的地方还有：潮湿、高温的浴室，夏季的汽车内，能晒到阳光的窗台。

一旦发现您的化妆品出现异常气味、颜色改变、膏体变形或者肤感变差等情况，应该立即停止使用，它们很有可能已经变质了。

5日 不要在促销时，囤太多护肤品！

在购物前请理性评估，每3—6个月您所需要的化妆品清单！

避免在一次次的品牌或商家促销活动中囤积化妆品，要知道化妆品均有保质期，为了一时的"划算"，而买了一堆不适合或不需要的护肤或化妆品，不仅会造成极大的浪费，还有可能带来"过度护肤"的问题！

两种保质期以先到期的为准，如果一个化妆品还没开封就已过期，或使用期限超过了开罐保质期，不论昂贵与否都请果断扔掉吧！

化妆品保质期与开罐保质期相关内容

详见1月30日内容

6日 护肤品变味了？这些情况不要再用

　　夏季高温，微生物繁殖加快，很多物品容易变质，特别对于含有油脂、蛋白质等营养物质的物品。

　　如果您发现自己的护肤品或化妆品出现下面的情况，请立即停止使用。

观察	正常	变质：颜色、气味、质地发生改变
颜色	色泽自然、膏体纯净，彩妆类色彩均匀鲜艳	灰暗浑浊、深浅不一，有异色或斑点
质地	正常融合的乳液状、膏状、霜状	乳水分离、水油分离，膏体、霜体膨胀或干缩，出颗粒物，甚至有絮状异物
气味	纯正	原来气味变弱，出现怪味：腻、酸、氨、醛、臭
触感	润滑、舒适	发黏、粗糙，用后皮肤有发紧感，严重时有瘙痒或灼痛

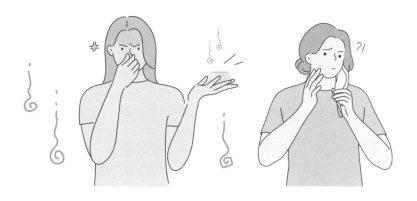

7日 警惕化妆品的"二次污染"

有些护肤品一开始使用的时候感觉很好，过了一段时间之后，越用皮肤就越差，这是怎么回事呢？

除了肤质的改变、季节的变化和可能使用不同品牌的护肤品导致成分"相冲"之外，还有可能是化妆品被"二次污染"了。

化妆品污染分为"一次污染"和"二次污染"。

一次污染	二次污染
由于生产过程不规范引起的微生物污染，这点只要在正规渠道购买正规品牌的化妆品即可避免。	化妆品使用过程中产生的污染，比如用手挖取化妆品，指尖细菌残留在瓶中；保存不当导致空气中的微生物进入化妆品等。

因此护肤时应注意：

1 护肤前先洗手，不要直接用手挖取眼霜或面霜等，最好使用专用小勺；

2 去专柜索取小样代替不明来历的分装化妆品；

3 避免与人共用化妆品，化妆品开启后尽快在保质期内用完。

8日 夏季护肤注意事项

护肤品的选择不仅和我们的"肤质"有关，跟"季节"也有关。

夏天皮肤容易出油出汗，在护肤上应该遵循精简护肤、清爽保湿两个原则；在化妆品的选择上，要以控油、补水、保湿为主；在清洁方面也要注意，不要因为脸部容易出油就频繁洗脸，这样反而容易破坏皮肤屏障，诱发敏感肌。

另外，由于天气炎热，人体的新陈代谢会加快，多喝水、及时补充水分也有助于保持肌肤的水油平衡，保持皮肤的光泽。

最最重要的是：一定要做好防晒！

9日 **皮肤出油的原因**

　　正常情况下我们的皮脂腺会分泌皮脂到皮肤表面，滋润我们的皮肤。如果皮脂过多，则表现为皮肤过油，具体原因包括：

❶ 遗传因素
天生毛囊皮脂腺分泌功能过于旺盛，超过同龄、同性别的正常水平；

❷ 内分泌问题
皮脂腺发育及分泌受内分泌影响，雄激素活性较高，会刺激分泌更多的皮脂；

❸ 饮食原因
辛辣、油腻、高糖、刺激性食物爱好人群更容易出现皮肤多油问题；

❹ 系统性疾病原因
如患有糖尿病等，皮脂腺更容易出现感染，导致分泌不畅；

❺ 气候因素
炎热夏季，皮肤在缺水状态下，更容易出油过多。

10日 **皮肤出油严重、毛孔粗大，如何改善？**

6月

　　当我们皮肤出油严重，还出现毛孔粗大的问题时，可以从以下几方面着手改善：

1. **适度清洁**

每天早晚温水洁面，选用温和的洁面产品，定期清理面部老化角质，做好护理。避免过度清洁，造成皮肤缺水，反而加重皮脂溢出。

2. **收缩毛孔**

做完洁面后，选补水保湿的精华、水乳或面膜做修护，必要时搭配使用抗衰修护的产品，增加皮肤水润度和张力。

3. **改善生活习惯**

保证睡眠，避免熬夜，改善内分泌功能，调整饮食习惯，避免用手直接挤压粉刺痘痘。

4. **医美改善**

针对严重的毛孔粗大和皮肤出油问题，可到正规医美机构，让医生诊断，再进一步选择刷酸、光子嫩肤等方式做改善治疗。

11
日

痤疮和痘痘的区别

痤疮是一个医学名词，包括了粉刺、炎症性丘疹、结节、囊肿、聚合性痤疮，是各种皮损的统称。痘痘是我们日常的一个俗称，一般指炎症性丘疹，范围更小。

另外，痤疮发病年龄段较宽泛，与生活习惯、激素异常、皮肤健康状态都可能有关系，而痘痘主要出现在青春期。

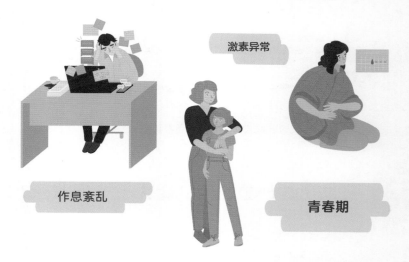

激素异常

作息紊乱

青春期

总的来说，痘痘也属于痤疮的一种。任何肌肤问题，如果反复出现都有可能影响身心健康，需要及时采取正规治疗。

痤疮是否能自愈，与其严重程度和诱发因素有关。

对于青春期因体内激素水平改变而爆发的痘痘，在保持良好生活习惯的情况下，待发育稳定后会逐渐好转。

对于因长期进食刺激性食物，或精神压力导致内分泌失调引起的爆痘，也可以通过规律作息和饮食、调节生活习惯后得到缓解。

对于比较重度的痤疮，建议尽早治疗，遵医嘱涂抹消炎药物，或进行医美修护，避免出现明显的痘坑、痘印、瘢痕。

12 日

如何战胜痘痘肌？

健康的生活习惯有助于痘痘肌的改善和恢复。

❶ 调整作息
保证睡眠，可以让皮肤有自我修护的时间。

❷ 正确清洁
结合自身肤质，选择合适的洁面产品，洁面时避免过度清洁，并做好保湿滋润护理。

❸ 做好防晒
避免直接暴晒，减少皮肤受损而导致过度出油、炎症等。

❹ 避免搔抓
避免直接用指甲搔抓，容易让皮肤表面受损，也容易继发细菌感染、加重炎症。

❺ 饮食调节
减少辛辣刺激、煎炸油腻食物和奶茶等高糖食物的摄入，增加果蔬，清淡饮食。

❻ 消除炎症
对于已经出现发炎的情况，在医生建议下进行外涂或内服消炎药物。

6月

❼ 其他医美改善
对无炎症的痘痘肌，可以选择用果酸焕肤做角质清理和毛孔疏通；对已出现痘疤痘印的痘痘肌，可以选光子嫩肤和点阵激光。

 13 日

痘痘肌可以敷面膜吗？

　　皮肤长痘痘，本身就是一种面部炎症反应，不建议过度使用面膜让皮肤分泌受阻，加重炎症。

　　如果肌肤缺水严重，需要敷面膜的话，建议在专业医生的指导下，选择相较于普通面膜成分更单一、更安全的医用面膜，但一定要结合自身皮肤炎症情况，选择合适的成分。建议选用的功能为：清洁、补水、消炎。

"草莓鼻"怎么来的？

草莓鼻是大家对鼻子上 "黑头"的统称，是皮脂硬化后，在毛孔中形成的黑色油脂阻塞物，常见于额头、鼻头。

引发草莓鼻的常见因素有：

1. 清洁不彻底
皮肤分泌的油脂和日常污垢（包括日常妆容）会在毛孔中堆积，长期清洁不到位，容易产生黑头；

2. 清洁过度
肌肤的水油平衡才是健康状态，过度的清洁会导致皮肤缺少保护，干涩脱皮，反而加重出油，容易造成草莓鼻；

3. 手挤粉刺
会伤害皮肤表皮组织，出现红肿，还可能因手部不清洁导致炎症，让堵塞更严重；

4. 长期高温暴露
长时间日晒会让皮肤在缺水状态下，分泌大量油脂进行自我保护，容易引起草莓鼻。

鼻部黑头别挤！了解"危险三角区"

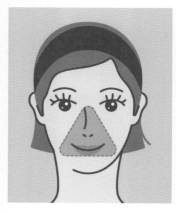

从唇角两侧至鼻根的三角形区域，因血管交错，遍布深浅静脉，且与眼眶、颅内相通，如果发生感染，容易扩散到眼部和脑部，甚至危及生命，因此被称为面部危险三角区。

当我们发现了鼻部黑头，切不可直接用手挤压，也要减少使用暗疮针（一侧是针头一侧是环状的针型）挤压。在炎症状态下，操作不当容易引发感染，甚至导致感染扩散，引起其他危险。

日常生活中，如何安全地祛除黑头？

日常在家，我们可以用以下方式进行鼻部清理：

1

涂抹法祛除黑头

黑头处厚敷甲硝唑凝胶，30分钟后洗净，用棉棒轻轻刮除表面油脂；洗净后，薄涂15%壬二酸调节毛囊角化，细腻毛孔

优点

家用方法

✐ **缺点** ✐

需要建立皮肤耐受：前三次使用壬二酸时5分钟左右洗净；后续使用30分钟后立即洗净

2

导出液祛除

蒸汽熏脸打开毛孔后，用浸过酸性化妆水导出液的棉片敷在鼻子上，5—10分钟取下后，涂抹黑头净吸膜干后揭开，洗净鼻部后用收敛水收敛毛孔

优点

家用方法

✐ **缺点** ✐

频繁使用会刺激皮肤，建议1月1次即可

6月

3

磨砂清除

毛巾热敷10分钟，用去黑头磨砂膏清洁，按摩1—3分钟洗净后，涂水乳护肤

优点

同时去黑头和角质

✐ **缺点** ✐

过度使用容易伤害角质层

除了以上生活中的方法，想要快速见效的求美者，还可以到正规的医美机构，咨询医生做匹配自己肤质的医美祛黑头治疗。

17
日

及时清洁您的化妆工具！

除了清洁肌肤、清洁毛孔，化妆工具也要好好清洁！

尤其是日常使用的粉扑、化妆刷等工具，长时间不清洗，不仅影响上妆效果，还容易引发痘痘、粉刺等皮肤问题。

正确清洁方式

气垫粉扑、美妆蛋
一周清洗1—2次，定期换新。

化妆刷
动物毛材质一个月清洗1次；人造刷毛材质一周洗1次。

睫毛夹
一周清洗一次，2—3个月替换一次胶条。

化妆包
一周清洗一次。

注意事项

清洗化妆工具时，在使用专用的清洗剂清洁之后，尽量用流动的清水进行冲洗；晾干时，不要直接放在太阳底下暴晒，要先用干净的纸巾或者毛巾轻轻按压化妆工具，把上面多余的水分压干后，再放在通风处阴干。如果是化妆刷，则要以刷毛朝下的方式阴干，避免炸毛。

18
日

祛黑头的医美项目，有哪些？

求美者到医美机构祛黑头，可以有如下几种方法参考：

方式	方法	说明
物理治疗	用三棱针或其他类型针头，刺开面部毛孔，清理毛孔堵塞物	局部红肿和疼痛一周内消退，外出做好防晒；主要针对闭口、白头、黑头等，炎症期不建议使用
果酸焕肤	用适合皮肤浓度的果酸涂抹面部肌肤，去除角质，帮助排除过剩皮脂和皮屑	需要一定疗程，且刷酸后需做好抗敏、防晒等工作
光子嫩肤点阵激光	使用激光缩小毛孔，或是通过激光剥脱的方式改善鼻头的凹凸不平	有一定的恢复期，需做好局部冰敷和护理

19日 识别痘印和痘坑，用这些方法来改善

　　痘痘痊愈之后，会在损伤部位留下不同颜色、形状的痕迹。根据其表现不同、成因不同，也对应不同的治疗措施。

对比	痘印	痘坑
颜色	浅红、深红或褐色，颜色越深表示此前痘痘越严重	淡粉色或呈皮肤色
状态	皮肤平整，多为色素痕迹，皮肤损伤程度较浅	表面凹凸不平，皮损较深，可达真皮层
病因	炎症引起血管扩张，恢复后留下浅红色痕迹；痘痘发炎后出现色素沉着，则留下褐色痕迹	炎症期间真皮层胶原和基质排列异常，胶原蛋白损失过多导致塌陷凹坑
改善	一般可自行恢复，浅色1个月左右，深色时间较长	难以自愈，需通过点阵激光等方法治疗

6月

20日 不同颜色痘印的治疗方法

· 红色痘印 ·

> 原本痤疮皮损处炎症所致，炎症消退后血管依然保持扩张状态。

> 治疗应注重消炎、收缩血管。治疗可选择抗炎、收缩血管的药物，如：夫西地酸、多磺酸黏多糖；日常可选用含马齿苋、甘草酸成分的护肤品，加速其恢复。

　　如果想快速修复，可选择前往医院咨询光子嫩肤。光子在治疗炎性痤疮、祛除红色痘印，改善轻度凹坑上效果较佳。强脉冲光还能刺激真皮层的胶原蛋白新生，改善毛孔粗大，抑制皮脂分泌，但患有皮肤疾病的人群不适合使用，治疗前请咨询专业的医生。

· 黑色痘印 ·

由色素沉着引起；治疗应注意抑制黑色素的合成，同时加速黑色素的代谢。

抑制黑色素产生

1. 避免挤痘痘；

2. 护肤可选用抑制黑色素生成的熊果苷、甘草提取物或抗氧化的成分，如烟酰胺、维生素 C、维生素 E 的功能性护肤品；

3. 防晒。

以上均需前往正规医美机构咨询医生后选择。

加速黑色素代谢的方法

医美项目如通过刷酸剥脱角质、促进代谢；通过光子嫩肤或者超皮秒激光，把已形成的色素颗粒打碎，促进代谢。

21
日

有哪些适合在端午假期（三天）做的医美项目？

端午小长假，是夏季里悄悄变美的一个时机，求美者可以利用这个假期，选择一些3天内可以恢复的医美项目：

1. 玻尿酸注射

改善法令纹等面部老化导致的凹陷，
或是增加鼻背、下颌等位置的组织容量，改善外观。

2. 肉毒素注射

瘦脸、去除表情纹；1—2周显现效果。

进行任何医美项目，都要选择正规医院和正规产品。

3. 激光脱毛

夏季露胳膊露腿的神器；0恢复期，但需做好防晒和冰敷保湿。

4. 光子嫩肤

提亮肤色，淡斑，淡化细纹，缩毛孔；40分钟内冰敷，治疗后需严格防晒。

22
日

适合青少年的医美项目：点阵激光

许多年轻的朋友在青春期后，痘痘久治不愈，留下了一堆烦人的痘印痘坑。

这时可以试一试点阵激光。

点阵激光可以根据不同的皮肤瑕疵问题调节激光能量，主要用于改善痤疮后瘢痕、毛孔粗大等皮肤问题。

它的作用原理是透过高聚焦发射出不同能量的光斑，在皮肤上均匀地打上微细的小孔，根据不同的部位和肤质对应不同的波长能量，达到治疗的目的。

注意事项

患有皮肤疾病的人群不适合使用，如果想进一步确认自己的情况，可以咨询专业的医生。

23
日

点阵激光有哪几种？

6月

点阵激光的英文名称叫Fractional Laser，市面上有很多不同的称呼，比如飞梭镭射、桥式激光等，都是指点阵激光。

医用的点阵激光通常分为两大类：剥脱类和非剥脱类，二者穿透的深度、形成的皮肤损伤不同。

剥脱类点阵激光

属于有创治疗，作用更深，疼痛、渗出和结痂明显，恢复期比较长，适合治疗各种痤疮瘢痕，尤其是比较深的痘坑、增生性瘢痕。

非剥脱类点阵激光

属于微创治疗，作用更浅，不良反应发生的概率低，恢复期也更短，更适合轻微的痤疮瘢痕和毛孔粗大等皮肤问题。

无论是哪一类型的点阵激光，都需要多次治疗，才能达到更好的美肤效果。

24
日

女生唇边"小胡子"，要注意了

女性长"小胡子"的原因

1 遗传因素：如妈妈、外婆嘴唇边有比较旺盛的毛囊，往往自身也会遗传；

2 青春发育期雄性激素和雌性激素不平衡，雄性激素较旺盛的时期，也会出现小胡子；

3 饮食摄入过多激素类食品：喜好重口味、洋快餐，导致过度摄入添加剂，内分泌水平异常。

注意事项

多囊卵巢综合征或因其他疾病引起的雄性激素分泌过多，也会导致女性朋友的体毛激增，应前往医院进行排查和治疗！

已经出现的小胡子，怎样去除？

最安全的办法就是用"激光脱毛"，既可以到医疗机构选择大型的激光设备，这样治疗次数少、可以彻底解决小胡子困扰；也可以用家用脱毛仪，更加方便，不过需要坚持多次使用，才能破坏毛囊，达到局部脱毛的效果。同时，应调整日常饮食结构，少吃零食，健康饮食。

25
日

男士络腮胡有必要脱吗？

胡子是男性的第二性征表现，络腮胡是其中一种生长形态，整体浓密，从腮部一直长到下巴，呈现阳刚的气息。

如果不影响生活，做日常的刮胡修剪，保持整洁干净，能增加男性特质。如果不喜欢，或者毛发太过浓密，影响了形象与生活，甚至出现一些毛囊炎症，则可以进行脱毛处理。

总的来说，男士长胡子是正常的生理现象，无论是胡须浓密还是稀疏都是正常状态，与自身激素水平和遗传都有一定关系，无需太过焦虑。

男士络腮胡子怎么去除

❶ 可以用剃须刀去除，剃出适合自身脸型与气质的形状；

❷ 可以用脱毛膏，但只有暂时性效果，仍需要做好日常打理；

❸ 想要永久去除，可以到专业医美机构进行激光除毛，破坏毛囊活性，一般做 3—5 次可以有较好的效果。

家用脱毛仪真的有用吗？

有一定效果，需反复多次使用。

家用脱毛仪属于便携式的激光脱毛仪器，也是通过激光热效应作用于毛囊，使其失去再生能力。因其功率较小，作用相对柔和，对不同部位和不同类型的毛发效果会有差异。比较适用四肢和大面积毛发，但在家使用时，一定要保证购买产品符合国家规定，采用小参数、多次、短时长的方式尝试性使用。如果操作不当，可能会对皮肤造成伤害，甚至引发毛囊炎和瘢痕。

6月

家用脱毛仪一般不能立刻达到脱毛效果，需要使用3—4次才能看到毛发大部分脱落，而脱毛仪的使用会对皮肤产生一定的损伤，因此，具体间隔时间可根据每个人的毛发状态和皮肤恢复情况决定。一般而言：

第一阶段 ➡ 每 2 周用一次，按此频率用 4 次左右，可见大部分毛发脱落；

第二阶段 ➡ 1 个月用一次，可观察到毛发生长变慢；

第三阶段 ➡ 2—3 个月用一次，其间只有少量新生毛发缓慢生长。

如果您想要彻底脱毛，或者要对腋下、面部等敏感部位进行脱毛，建议选择正规医美医院进行激光脱毛，避免由于操作不当造成肌肤损伤。

27
日

改善居家环境，减少蚊虫困扰

　　是时候改善一下居家环境了！夏季蚊虫多发，除了安装纱门纱窗防止蚊虫进屋之外，家养的水生植物、厨卫垃圾和下水道也是容易滋生蚊虫的源头，日常一定要做好相应的防范措施。

1. 厨卫空间

厨卫水槽和下水道保持干燥、不留积水，生活垃圾及时清理，减少异味。

2. 水生植物/家养宠物

盆栽、花瓶、鱼缸等水培动植物，要定期换水清洁；宠物家庭，要做好驱虫和保洁。

3. 居家清洁

定期使用消毒液等产品，对家居环境进行消毒，尤其是卫生死角。

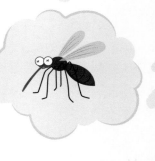

除了以上的方法之外，
室内还可以摆放一些茉莉花、夜来香、
玫瑰等蚊子不喜欢的植物，
同样有助于驱蚊。

136

28 日 如何选用防蚊驱蚊产品？

驱蚊产品琳琅满目，直让人挑花眼，哪些产品才是安全有效的呢？使用时要注意什么呢？

目前，市面上比较常见且推荐的驱蚊成分有四种：

1 避蚊胺

驱蚊效力：10—12 小时

应用最广的驱蚊成分，对各种蚊虫有效

⚠ 2个月以下婴儿禁用，有刺激性，尽量喷洒在衣物外侧使用

2 埃卡瑞丁

驱蚊效力：8 小时

对皮肤和黏膜无毒副作用、能直接接触皮肤

⚠ 对眼睛有一定刺激，避免入眼

3 桉叶油（植物成分）

驱蚊效力：6 小时

主要成分为香茅醛、香茅醇和香茅醇乙酸酯

⚠ 有刺激性，不建议直接接触皮肤，3岁以下儿童慎用

4 驱蚊酯

驱蚊效力：4 小时

不损伤塑料或织物，毒性较低、刺激性较小

⚠ 驱蚊力较弱，需及时补充

6月

再给大家分享一个驱蚊小知识：再好的驱蚊产品也要2—3个月更换一次品牌，以免蚊子产生耐药性。

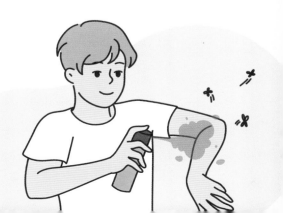

29
日

被蚊虫叮咬又肿又痒，该怎么处理？

蚊虫肆虐的季节，想要避免被咬之后的反复搔抓皮肤，甚至留疤，正确止痒很重要。

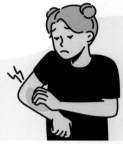

对于一般的叮咬，可以用肥皂水清洗，记住尽量不要反复抓挠患处，避免破皮感染。清洗后如仍然瘙痒，按照以下方法进行处理：

1. 轻微局部红肿、风团丘疹

可局部冰敷、外用炉甘石洗剂止痒，每天2—3次，一般2—3天红肿可消退。

2. 严重皮肤胀痛、瘙痒，伴有红斑、硬结

外用糠酸莫米松乳膏、地奈德乳膏或丁酸氢化可的松乳膏等中弱效价的皮质类固醇药膏，能有效控制局部的过敏反应。使用频次：建议在医生指导下进行。

如果瘙痒特别厉害，甚至出现皮肤大面积肿胀并伴有水疱等全身反应，则需要及时就医治疗，考虑配合口服或静脉药物来缓解症状。正常情况下，蚊虫叮咬后的炎症反应1周左右就能自行消退，如果是比较严重的炎症反应，可能需要2周以上才会消失。

30 日

蚊虫叮咬后，如何不留疤？

　　蚊虫叮咬后留下的黑印在医学上称为炎症后色素沉着。有些人搔抓剧烈，可能会导致局部纤维组织增生，最终遗留增生性瘢痕。

　　已经不小心抓破了的皮肤，需待伤口自然结痂掉落，不要抠痂。要是想更快恢复，可考虑外用表皮生长因子等药物来促进修复；如果抠破的地方伴有分泌物，则可能已出现感染，需在医生的指导下外用抗生素软膏。

　　蚊虫叮咬产生的痕迹，一般分为两种：

1 炎症后色素沉着

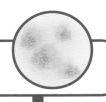

平行于皮肤表面，颜色较周围皮肤深
一般可自行消退，个人体质不同，消退时长不一

解决办法

药物治疗：氢醌、维 A 酸、壬二酸、曲酸、左旋维生素 C 或熊果苷等
医美治疗：果酸、水杨酸

2 增生性瘢痕

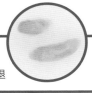

不易消失的红色硬结、凸出皮肤表面
增生性瘢痕过一段时间可进入萎缩期，但无法完全消退

解决办法

药物治疗：外用硅酮凝胶等
医美治疗：局部注射、激光或手术切除

6月

　　针对瘢痕体质人群对蚊虫叮咬部位的护理，我们通常建议在损伤早期使用药物进行预防治疗，以免出现增生性瘢痕。药物的使用应在专业医生的指导下进行，这样才更安全、有效。

7月

热爱，
是盛夏的回响

小暑　大暑

一年中最热的日子

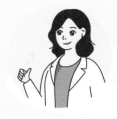

　　七月，到了一年中最热的时节，强烈的紫外线，延长的日照时间，持续的高温，让防暑、防晒和止汗，成为爱美者最关心的问题。

　　高温天气的空调，是盛夏的标配，白领、上班族难免长期处于空调室内，身体是否感到乏力、无精打采？

　　游泳、羽毛球等改善肩颈的运动，能让我们身体更轻松，体态更轻盈。

　　而盛夏也正是游泳等水上运动的高峰季节，许多朋友会在暑期，邀上好友、带着家人，到户外、海边、沙滩游玩，感受专属于夏天的欢乐！

　　我常在门诊和年轻女孩说，做好防晒非常重要，因为紫外线带来的光老化是不可逆的。

　　因此，本章总结了更细致的防晒攻略，包括户外出行游玩的防晒与美肤需求，让出行游玩没有后顾之忧！

　　请像盛夏一样，尽情热爱生活，充满活力！

请像盛夏一样，尽情热爱生活，充满活力！

紫外线对皮肤的伤害有多大？

夏季炎热，烈日当头，是紫外线最强的季节。适当的紫外线有助于身体血液循环、促进维生素D合成，还有杀菌效果，但过度照射会伤害我们的肌肤。

1. **急性晒伤：** 皮肤暴露部分有红斑、水疱或脱皮，并会产生瘙痒和灼烧感；待皮肤恢复后，还会伴有色素沉着等现象。

2. **慢性紫外线损伤：** 也是通常所说的光老化，为长期紫外线损伤积累所致，表现为皮肤变黑、长斑，老化明显，出现皱纹及松弛。如果长期累积日光损伤，还会导致皮肤癌的发病率升高。

防晒产品的正确涂抹方式

防晒产品和护肤产品的成分和功能不同，为了达到防晒效果，会适量增加有反射日光的成分，因此防晒霜最好不要直接涂抹在刚清洁完的皮肤上。正确的方式是：

1 清洁皮肤，做好基础护理（如涂抹水乳）；

2 均匀涂抹防晒霜，包括脖子、手臂等任何裸露在阳光下的部位；

3 涂抹完防晒霜，至少15—20分钟后再出门，才能有更好的防晒效果。

防晒霜涂抹一段时间后，就会随着衣物摩擦、流汗等原因失效，如长期在室外，一定记住补涂。妆后补涂要注意手法，先用面巾纸轻柔按压吸走皮肤表层出的油，再用粉扑蘸取防晒霜拍打补妆，或将防晒霜在掌心抹开按压在脸部，才不会破坏原有妆效。如果使用防晒喷雾，要注意屏住呼吸，防止吸入。

化学防晒霜和物理防晒霜，哪个好？

　　紫外线自身根据波长不同，分为三个区域：短波紫外线（UVC）、中波紫外线（UVB）和长波紫外线（UVA）。我们防晒主要是防UVA和UVB。

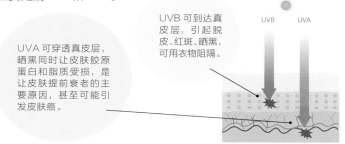

UVB 可到达真皮层，引起脱皮、红斑、晒黑，可用衣物阻隔。

UVA 可穿透真皮层，晒黑同时让皮肤胶原蛋白和脂质受损，是让皮肤提前衰老的主要原因，甚至可能引发皮肤癌。

　　日常生活中，除了衣着、防晒伞等阻隔物品的使用外，在防晒产品上，常见的有物理防晒霜和化学防晒霜两种：

物理防晒霜	**化学防晒霜**
反射紫外线以达到防晒效果，常见成分是二氧化钛和氧化锌。其稳定性高、对皮肤温和，但质地厚重、不易涂抹，容易假白和堵塞毛孔。孕妇和儿童可用。	能吸收紫外线的化合物。其质地清爽、容易涂抹，对UVA和UVB均有吸收作用，但对皮肤有一定刺激性，不适用于敏感肌，也不建议孕妇、儿童使用。

口服型防晒产品有用吗？

　　防晒产品有没有效，我们要看它能否减少或阻隔紫外线对皮肤的损伤。

　　口服型防晒产品，多以抗氧化剂和在植物中提取的多酚和黄酮类物质为主要成分，具有一定的抗氧化、减少自由基对皮肤损伤的作用。但防晒并不等于抗氧化，防晒是抵御紫外线侵害，抗氧化是对皮肤的损伤修护、减少细胞凋亡。

　　我们建议求美者不要盲目跟风，防晒还是得老老实实打伞、戴帽子、穿长袖衣裤或者涂抹防晒霜。

5日　哪种颜色的衣服最防晒？

衣服穿对颜色，防晒也能事半功倍！

防晒是尽可能减少紫外线光波对皮肤的伤害，而光波越长对皮肤伤害越大。基于此原理，按紫外线光谱波长排序的色彩为：

红色＞藏青色＞深蓝色＞深紫色

可见白色和浅色的衣服虽然看着凉快，但对防晒而言并没有深色衣服来得有效果。

建立了概念后，我们很容易就夏季衣服颜色做选择，如果觉得深色的衣服实在太吸热，不妨选择一些不是特别浅的颜色，比如灰色，防晒效果也不错哦。

6日　冰丝防晒衣有没有用？

防晒衣的原理，是在面料中加入了能增加紫外线反射的材料（一般为氧化锌和二氧化钛），减少紫外线穿透衣物。冰丝面料是一种化学纤维，吸湿性和透气性比普通纤维好一些，穿在身上会有清凉的感觉。那这类衣物，是不是真的能防晒呢？

根据国家标准GB／T18830-2009《纺织品防紫外线性能的测定》：当产品的UPF（紫外线防护系数）值超过40，且日光紫外线UVA的透过率在5%以内时，才可称为"防紫外线产品"。有检验中心曾对不同面料、不同颜色织物做过检验，实验结果为：

· **不同面料UPF值排序**：棉＞锦纶≈聚酯纤维＞桑蚕丝
· **不同颜色UPF值排序**：黑色＞40＞白色

> 小tip：
> UPF数值越高，UVA透过率越低，防紫外线性能越好。

因此，普通的衣物也有防晒效果，而在购买防晒衣时，首要关注衣服标签上标注的UPF值。同理，也可用于选购冰袖、防晒帽等其他防晒服饰。

7日 不是所有的伞都能阻挡紫外线

与防晒衣一样，如果想要一把伞具备防晒效果，也要注意看UPF和UVA值。只有当UPF值＞30且UVA值＜5%时，防晒伞才能有效阻挡紫外线。从面料上来看，防紫外线效果排序为：

PG布＞黑胶布/色胶布/银胶布＞珠光布/尼龙/涤纶

但前两者不能长期做雨伞使用，会影响效果。其余方面，我们还可以注意：深色比浅色的抗紫外线性能好，密度高、伞面层数多的光照穿透率更低，防晒效果会更好。

8日 眼睛不防晒也会长斑！

很多爱美者在夏季做好了皮肤防晒，但往往容易忽略对眼睛的保护，殊不知长时间的紫外线伤害，会引起眼睛流泪、视力模糊等不适，严重时还可能出现一系列眼部疾病。因此，夏季的眼部防晒也很重要。

1. 避免强光照射
眼睛是很脆弱的器官，即便眯眼被照射也会造成对视网膜的伤害。

2. 避免烈日下活动
夏季11点到15点期间阳光很烈，尽量避免这个时段在户外长时间活动，如要外出请做好防晒工作。

3. 佩戴防晒工具
根据自身眼睛状况，可选择佩戴具有UV400（防紫外线）标志的太阳镜、抗UV隐形眼镜等护眼用具，还可视活动场合，选择具有防晒效果的遮阳帽、遮阳伞等工具。

4. 涂抹防晒产品
眼部肌肤更脆弱，眼睛也十分敏感，我们在选择防晒产品涂抹眼周时，尽量选择水溶性、无酒精的产品，让眼周和眼部肌肤得到温和的护理。

5. 补充营养
夏季可在日常饮食中适量增加动物内脏、蛋黄、西红柿、莴苣、西兰花、猕猴桃、葡萄等食物。

9日 沙滩防晒，做好这三点

阳光、沙滩、水边，是属于夏日的欢乐体验，但紫外线也格外强烈，除了直射的太阳，还有水面的折射。水边防晒应注意：

1. 防晒用品首先要选择防晒系数较高的防晒霜，特别对于要下水的朋友，一定要选用SPF50+PA++++以上的防水防晒霜。除了下水时的身体裸露部分要全面涂抹，即使只是在岸上休息，也要尽快回阴凉休息区，同时建议使用墨镜、帽子等物理防晒产品。

2. 每1—2小时补涂一次防晒霜，为了游玩方便，还可以使用防晒喷雾。补涂时要注意照顾到耳后、颈后的肌肤。

3. 日晒时，注意避免食用木瓜、柠檬、菠萝、柑橘等光敏性食物。

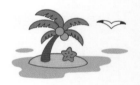

10日 海水浴的最佳时间

夏天很多朋友喜欢海水浴，我们最好能选择在上午7—9时、下午3—5时这两个时间段进行。这两个时间段，水温较为适宜，且阳光不强。

另外，为了防止下水后出现身体不适和抽筋现象，入水前应该先做一些拉伸活动，每次浸泡时间建议不超过半小时，最好中途能上岸休息一下。

海水浴后要用淡水冲洗身体，免除海盐残留损伤皮肤。

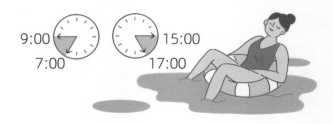

11
日

玩水后，做好这些皮肤护理很重要

享受了阳光沙滩后，适当做一下以下的护理工作，能帮助减少肌肤受伤。

1. 玩水后，要尽快擦干身上水分，并涂上防晒霜。因为再防水的材料，在水中泡过之后还是会失效，及时补涂可保持防护效果；可以选择环保的海洋友好类防晒霜，不会溶解于海水中造成环境污染。

2. 晒后修护。玩水期间长时间的日光照射，会让皮肤变得敏感脆弱，玩水后需要做好降温镇静，可用冰毛巾冷敷15分钟，之后做好补水保湿的工作。

12
日

发际线和头发也需适度防晒

头发长时间暴露在紫外线下，容易失去弹性、毛鳞片受损，表现出发黄、毛糙、分叉、易断裂的现象。同时，头皮、发际线处也会因暴晒伴随出现角质受损和毛囊松脱问题，油头更加油腻、干性发质容易出头屑，影响头发的正常生长。

对于头部肌肤，紫外线的照射会让头皮晒红、头屑增加，高温的参与让皮肤油脂分泌旺盛，如果不加以护理，更容易产生脱发的现象。

我们在户外可以选用有防晒效果的遮阳帽或遮阳伞在户外使用。

对于不方便使用这些工具的场合，可以选用适合自己的防晒喷雾，也给头部皮肤做一层保护。

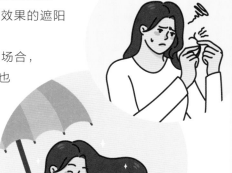

13日 在家也要防晒吗？

取决于您是否在家也会长时间处于窗边，或其他容易受太阳直射的地方；尤其夏天日照时间较长，紫外线也会随阳光进入室内，特别是能造成皮肤衰老的长波紫外线UVA，能够穿透玻璃进入室内。这时最好是远离窗台或阳光直射的地方，如无法避免在光照区活动，可以涂抹SPF30左右的防晒霜，3—4小时后进行补涂延长效果。

但如果短时间处于窗边，或阳光照射面积不大，也无需过度考虑防晒，适当日晒可以帮助钙质吸收，放轻松享受自在舒适就好。

14日 防晒霜与防晒喷雾，哪个好？

> 使用防晒喷雾要避免吸入。

以下是简单对比，您可以根据需要自行选择。

对比	防晒霜	防晒喷雾
成分	一般分为物理防晒、化学防晒和两者相结合成分，其中添加护肤成分较多，保湿性和滋润度都比较好，不同的产品还具有美白、抗老、修正肤色等附加效果	化学防晒剂，一般为无油配方
质地	相对厚重，或有黏腻感	比较清爽，液体状喷雾
防水性	较好，不易脱妆	抗水效果较佳
使用	涂抹，需注意均匀抹开，有可能导致肤色不均	先摇匀后喷在皮肤上，很便捷
室内时效	约4—5小时补一次	约1—2小时补一次

15日 晒黑了如何快速补救？

如果已经晒黑，切不可盲目选用含重金属和激素的"快速美白"产品，可以用下面的方式进行补救：

加强保湿补水工作，通过冷敷、面膜湿敷等方式，舒缓干燥肌肤，并涂抹保湿成分的护肤产品，使皮肤状态恢复水润；待肌肤逐渐稳定后，可适度循序渐进地增加使用含VC、VE、烟酰胺等美白抗衰成分的外涂护肤品。

如果晒黑较严重，想要尽快恢复，可以到正规医美机构，进行晒后修护，肌肤恢复稳定后再进行医美美白，如光子、皮秒激光等，具体需待医生评估后选择。

注意：晒后别急着使用美白护肤产品或面膜！

➡ 详见3月31日内容

16日 为什么涂了防晒霜还是晒黑了？

很多朋友夏季天天涂防晒霜，但还是变黑了。可能是因为以下几方面情况。

1. 防晒指数选择不对

SPF是防晒指数，表示产品对中波紫外线UVB的防护值，SPF值越高作用越强；PA是晒黑指数，是对长波紫外线UVA的防护，以"+"表示抵御能力，"+"越多作用越强。但指数越高，肌肤负担越大。一般来讲：

室内	SPF25—35	PA++
日常通勤	SPF30—35	PA+++
长时间户外	SPF50+	PA++++ 且具防水功能

2. 涂抹量不够

一般来讲，面部至少要一元硬币大小的量才能达到预期效果。

3. 未做补涂

防晒霜并非涂一次就好，在阳光、汗液冲洗作用下，2小时左右将失去效果。

4. 未提前涂抹

防晒霜成膜需要15—20分钟，只有成膜后才有比较好的防晒效果，如果刚抹上就外出，也是会晒黑的。

5. 日间饮食摄入过量含光敏成分的蔬果，会更容易晒黑

17
日

有人想美白，有人想"美黑"

"美黑"是近年来兴起的一种小众审美，以健康肤色为美。从古铜色皮肤、小麦色皮肤，发展成为通过特殊化妆品，利用紫外线作用，达到皮肤均匀美黑的效果。美黑的方法主要有：

天然日光浴

清洁皮肤后，将高防晒指数的防晒霜、混合美黑霜或助晒油涂抹全身，15—20分钟成膜后进行户外日光浴，建议于下午4点后阳光缓和的时段进行，其间每小时补涂防晒及美黑产品。

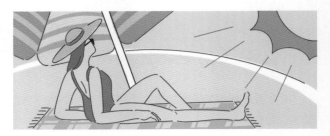

人工紫外线照射

在正规医美机构使用的美黑机、日光机，模拟了自然光，保留对改变肤色有效的紫外线波长，对不同人的皮肤评估后控制照射强度、时长和频率，配合美黑霜来实现效果。相较之下更安全。

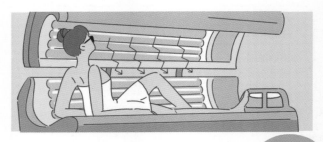

风险提示

对于天然日光，身体并不能区分光波吸收，也会吸收其他辐射。过度日晒，容易造成肌肤衰老，增加罹患皮肤癌的风险。新手尝试美黑，一定要注意循序渐进，首次照射不要超过10分钟，多次照射逐步加重肤色，不求一次完成。在美黑期间，注意从饮食和皮肤护理上多补充水分。

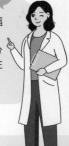

18日 狐臭和汗臭有什么区别?

汗液是人体正常代谢所必需的通道,但夏日酷热下,汗液增多,令人不愉悦的气味也伴随而来。我们可以通过下面几方面来区分狐臭和汗臭,有针对性地进行改善和治疗。

狐臭	汗臭
不出汗时也有刺激性气味,随汗液增多,气味加重	不出汗时与全身皮肤气味一样,出汗后一段时间不清洗有酸馊味
大汗腺分泌的汗液被细菌分解产生低链脂肪酸和氨	小汗腺大量出汗,未及时清理,汗液浸渍的角质层被细菌分解产生异味

不论是哪一种,都要注意勤洗澡换衣服,饮食上减少重口味食物,日常也可以外用一些正规渠道购买的止汗产品。如果情况比较严重,建议及时就医。

7月

19日 狐臭的改善方法

可根据狐臭的轻重程度,选择不同的治疗方法。

1. 药物治疗

适用轻症患者,可用乌洛托品溶液涂抹腋下,一周一次。或日常涂抹止汗露类产品,减少汗液分泌。

2. 物理治疗

适用轻症及中度症状,可采用激光脱毛于腋下逐点烧灼毛囊,也能达到一定的治疗效果。

3. 腋下局部注射肉毒素

抑制皮脂腺的分泌,以减轻症状。此方法需要每4—6个月注射1次来维持效果。

4. 手术治疗

适用严重患者,进行大汗腺切除。这种方式的效果比较彻底,但需要开刀,有遗留瘢痕风险,不建议轻症人群选用。

激光脱毛后会影响排汗吗？

答案是：不会。

我们日常排汗主要靠小汗腺，身上的毛发从毛囊中长出，激光脱毛主要是作用于毛囊中的黑色素，通过破坏毛囊组织的功能，从而使毛发失去再生能力。而毛囊和汗腺是两个分别独立的组织，汗腺也不是激光的作用目标。所以，不管是哪种脱毛方式，都不会影响排汗。

有些人可能会问，那为什么激光脱毛之后，我出了一身汗呢？

激光脱毛利用的是光热原理，治疗过程中，皮肤可能会产生轻微的刺痛感和灼烧感，所以，如果治疗完流了很多汗，多半是疼痛导致的。

脱毛后这样护理，让皮肤更光洁

不论哪种脱毛方式，都会对毛囊产生一定的损伤，建议大家在脱毛之后做舒缓、保湿、收敛等护理，只需每天多花几分钟，就可以让皮肤更光洁。

1 舒缓镇静

脱毛后用冰袋包裹干净纸巾冰敷，可减轻不适；如果是激光脱毛后有轻微刺痛或灼烧感，也可以在医生指导下涂抹舒缓镇静的修复液。

2 补水滋润

选择不含酒精的基础补水或滋润的乳液，减少对毛孔的刺激。

3 生活防护

注意防晒，减少辛辣刺激食物，避免用手抓挠。

22
日

手心出汗过多怎么办？

　　我们的手心有很多小汗腺分布，当我们紧张、恐惧、有压力，以及天气炎热和运动后全身都在散热时，手心也会出汗，这种情况是正常调节，大家不用紧张。

　　但如果出现与气候、运动和情绪无关的手心长期出汗，我们需要关注身体的预警。

1 手心出汗，并有水泡、脱皮等现象，可能是真菌感染导致，可以局部少量涂抹特比萘芬乳膏、硝酸咪康唑乳膏消除感染；

2 不论季节的手心冒汗不停，出汗部位还因为长期湿润而发白脱皮，影响到了日常生活，需要随时用纸巾擦干，可能是交感神经过度兴奋导致，建议到医院检查，排除其他疾病可能，必要时可以局部注射药物进行相应治疗。

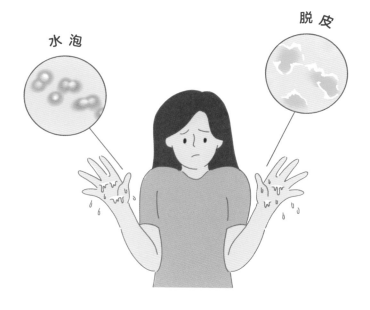

7月

23 日 三伏天出汗多，除了补水还要补什么？

我们的汗水中，除了水分外，还含有钠、氯、钾、钙等电解质。在天气炎热时，汗水通过汗腺排出以调节我们的体温。

当大量出汗后，我们的身体除了水分流失，也伴随着电解质的大量流失，此刻，单纯地饮用大量的水，反而会进一步稀释血液中的电解质。这时候，我们可以喝一些加了盐或葡萄糖的水，以平衡电解质及补充营养。

另一方面，可以在饮食中增加西红柿、梨、葡萄、香蕉、青枣、猕猴桃等含钾和维生素丰富的蔬果，轻松愉快度过三伏天。

24 日 经常喷香水对皮肤有害吗？

很多爱美者会用香水给自己的形象加分，但我们建议：避免使用劣质香水、尽量不要直接喷涂在皮肤上。

不论是天然植物提纯的香味原料，还是由人工合成的香味化合物，要让其有持久散发的芳香，必然会加入固定剂和酒精，本身对皮肤就有一定的刺激性，酒精挥发也会引起皮肤水分流失而导致干燥，香水成分经阳光晒过后，还可能出现光化学反应，产生炎症或斑点。

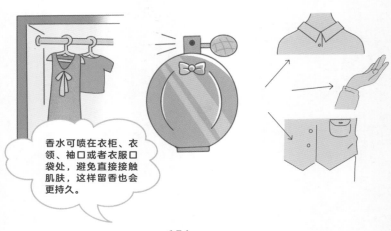

香水可喷在衣柜、衣领、袖口或者衣服口袋处，避免直接接触肌肤，这样留香也会更持久。

25 日 脖子皮肤总干痒是什么原因？

夏季阳光热辣、流汗也多，我们有时候会发现脖子部位的皮肤容易发痒，可能是以下原因导致的。

1. 痱子

可以用温水清洗擦干后，扑痱子粉预防，夏季着装尽量选择棉麻类透气的质地。

2. 局部湿疹

汗液浸泡后，出现发红发痒情况，可以随身携带吸汗巾，保持颈部皮肤干燥，减少阳光照射汗液后出现的不适感。

3. 蚊虫叮咬

夏季蚊虫增多，特别在南方的绿阴下有一种小黑点一样的虫，擦过皮肤就会留下痒痛难忍的疙瘩，可以使用防蚊虫喷雾，同时避免长时间在绿阴下停留。

4. 日光性皮炎

阳光照射后出现在颈部，甚至面部和四肢的皮疹、红斑，可能是紫外线过敏所致，可以在颈部增加防晒霜涂抹，隔绝更多的紫外线照射。

5. 普通过敏反应

夏季过多食用海鲜、不正确使用化妆品等情况引起的过敏，出现局部丘疹和瘙痒灼热感，可以停止与过敏源的接触，必要时口服抗过敏药物。

26 日 久坐空调房，当心"空调病"！

三伏天里的幸福：西瓜、WIFI、空调房。但小心随之而来的是颈椎病！

现代人长期伏案工作和低头玩手机，颈后肌肉韧带普遍劳损，长期屈颈也给颈椎过大压力，夏日空调冷风直吹，让颈椎受到外界寒风的刺激，很容易引发颈椎病。避免让空调冷风对着颈椎送风，及时调整送风模式或购买空调挡风板，让环境保持温度适宜，替代直吹。

如长期处于空调室，建议搭配使用丝巾、薄披肩、外套，避免肩颈受凉。

27日 改变低头看手机或电脑的姿势吧！

　　长时间低头，颈椎压力过大，可能会引发颈背疼痛、头晕头痛等不适，还可能使脊柱变形，影响仪态！

　　看手机时，可将手机举至正前方平视，适度用另一侧手托着举手机的手肘，每半小时应停止看手机让眼睛得到休息。

　　对伏案工作者，可以使用支架将电脑抬高，配合改善坐姿；工作空隙起身做做放松活动。

【活颈画"米"字】
想象头部是笔尖，写一个"米"字

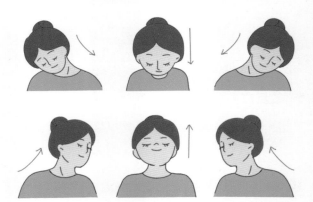

　　正坐，双手自然下垂扶椅——头部缓慢地从左至右、从上至下转动——左上+右上45度转动——左下+右下45度转动。

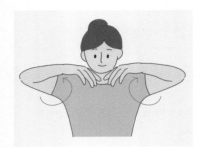

【转肩画圆圈】
想象肩膀是圆心，手肘是圆规

双手向上举起，将左手手指搭在左肩，右手手指搭在右肩，以肩关节为圆心扩胸转肩，顺时针+逆时针转动；各5—10次。

28
日

中暑"发热"千万别乱吃药

中暑发热与普通的感染发热不同，吃退烧药可能会适得其反！

感染发热，也就是我们俗称的发烧是病原微生物导致的内生致热源，从而使体温升高；而中暑发热是长时间处于高温或密闭环境下，导致体温调节中枢功能障碍及汗腺障碍产生的发热，此时患者可能还会伴有脱水症状。

面对中暑导致的发热，物理降温即可逐渐缓解，如果体温持续升高并伴有头晕胸闷、呼吸不畅等重度中暑的症状，则需及时就医。

29
日

中暑急救法，记住这三步

气温节节攀升，如果不慎中暑了，掌握好正确的急救措施非常重要。

记住中暑急救的三部曲：搬、降、补。

马上将患者搬到阴凉通风处，可用风扇、空调降温并按摩患者四肢和躯干，加速散热。

对患者实施物理降温，可用凉水毛巾、衣物包裹冰块等方法擦拭患者皮肤，帮助降温。

如果患者意识清醒，那就以少量多次的方式补充凉水或是淡盐水，但是切记，千万不能大量灌水。

简单的急救措施之后，还是要及时正规就医，排查身体有无其他的疾病和损伤。

炎炎夏日，警惕伤口发炎留疤

夏天温度高，人体容易流汗，伤口也不易恢复，再加上细菌等病原微生物活跃，稍有不慎便会导致伤口发炎，甚至留疤。

夏季外伤后，第一时间如何正确处理伤口呢？

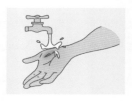

及时清创

夏季皮肤外露，受伤的创面容易沾染灰尘、泥土或者汗水，因此及时清洗创面十分重要，可以采用流动的清水或者生理盐水清洗伤口。

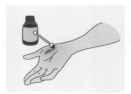

正确消毒

清洗完创面之后，可用碘伏、酒精棉球擦拭伤口周围进行消毒，注意不要直接接触伤口，以免刺激。

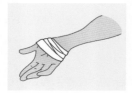

合理包扎

根据创面的大小使用创可贴或者纱布进行包扎，能更好地抵御细菌入侵和进一步的擦伤，帮助伤口恢复。

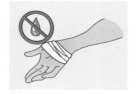

保持干燥

注意伤口短时间内避免碰水，以免引发感染。

紫外线会加剧伤口部位的色素沉着，所以恢复期一定要做好防晒，如果是瘢痕体质，还应该提前采取相应的抗瘢痕药物，做好预防工作。

夏季这些饮食，可以解热消暑

夏天气温高，上火、食欲不振成了很常见的事情，有哪些食物能帮助消暑，补充身体营养呢？

莲藕：利于健脾开胃、静心安神；
冬瓜：利于清热解暑、降脂减肥；
芹菜：利于甘凉清胃、促进肠道蠕动；
西瓜：利尿消肿、消除疲劳；
黄瓜：利于生津解渴、减肥瘦身。

除了以上列举的食物之外，夏天炎热易上火，应该多食用富含维生素C的新鲜水果，比如柑、西红柿、橘子、猕猴桃、芒果等，不仅能提高身体免疫力、减少肠胃道方面疾病的出现，还有助于恢复皮肤弹性，防止过敏反应的发生。

7月

8 月

健康的体态，
比婀娜的身材
更重要

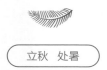

立秋 处暑

早晚凉爽，秋老虎，闷热

八月，仍是炎炎夏季。

清凉的穿着让我们更注重身材。

实际上，有关减肥、瘦身、塑形方面的话题一直备受热议；

一些曾被媒体渲染的审美观："一字肩""小蛮腰""锁骨放硬币""反手摸肚脐"……并非健康、正向的观念。

盲目地以瘦为美，并不能获得元气满满的健康体态。

身材过胖和过瘦都会给人不健康的感觉，身体的胖瘦取决于多个因素：个人体质、激素分泌、从小的饮食习惯、日常运动等。

减肥与塑形是两个不同概念，却常被混淆，本月将详细介绍吸脂、溶脂、隆胸等身材塑形话题及乳房健康话题，正确认识相关医美整形手术的风险，才能判别这些项目是否适合自己。

保持健康的体态，应稳定控制体重，循序渐进地改善体质。

经过持续努力，你会发现：身体会随着好的生活习惯，发生美好的改变。

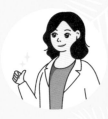

身体会随着好的生活习惯，发生美好的改变

1日 备婚攻略：婚前医美（1—2个月恢复期项目）

金九银十，是许多恋人喜结连理的好日子。

对于准新娘子而言，婚礼是人生的高光时刻之一。有哪些医美可以帮助新娘子变得更美呢？

> 变美的方法有很多种，前提是一定要到正规机构找专业医生咨询。

1 果酸焕肤
针对闭口痘痘肌肤，祛痘去闭口，恢复期1个月左右。

2 肉毒素注射瘦脸
改善咬肌肥大，恢复期2周左右，1—2个月效果最好，切勿过量注射。

3 肉毒素注射除皱
改善鱼尾纹、抬头纹等表情纹，恢复期2周左右，5—8周效果明显。

4 激光脱毛
多余的体毛、小胡子等，一般需要3—6次治疗才能取得较好效果。

5 激光紧肤类如热拉提
利用热能刺激胶原蛋白再生，达到紧致面容、去除皱纹的效果。

祝您在婚礼及未来人生的每个重要时刻，都明艳动人。

2日 一字肩、直角肩，并不健康！

直角肩、一字肩，指在手臂下垂时，可与肩膀形成一个趋近直角的肩型。很多人觉得这种肩型上镜好看，于是网上陆续出现了各种练一字肩、直角肩的"速成班"，广受女性朋友们的追捧。

然而，这其实是一种"病态审美"，正常人两侧肩胛骨内侧缘间距是上窄下宽的，锁骨比水平线高约20°。也就是说，肩胛骨处在不正确的位置上才会形成一字肩、直角肩。

如果盲目苦练直角肩，轻者可能导致肩膀受伤，严重者可能会造成肩关节周围炎！

> 切勿跟风追求不健康的"美"，盲目锻炼损害健康！

3 日 理性看待瘦肩针

瘦肩针，主要成分是肉毒素，通过注射在颈后方的斜方肌，让斜方肌上半部分萎缩放松，从而达到瘦肩、拉长颈部线条的效果。注射后通常15日左右起效，30日左右达到最佳效果，可维持5—6个月。瘦肩针的主要风险包括：

1 肉毒素会使斜方肌的力量减弱，可能造成肩关节活动时出现无力感，如不慎弥散到邻近的肌肉，则会出现其他肌肉被麻痹，导致无力、吞咽困难等情况。

2 斜方肌为颈椎提供支撑力，药剂注射不当可能导致颈椎不稳，外伤情况下对颈椎的保护减弱。

8月

适合人群

耸肩时或静态下，肩部肌肉隆起，或职业病导致的长期肩颈部肌肉痉挛痛。

不适合人群

肌肉薄弱、力量不大的人群，以及从事重体力劳动者。

注意事项

目前瘦肩注射还处于临床探索阶段，请一定要到正规医院，接受专业医生面诊后，再评估是否注射，以及注射的剂量和位置。

4日 为什么有些人怎么吃都不胖？

您身边是不是也有"特别气人的大胃王"——吃很多，却一直很瘦。

人体脂肪在青春期后数量就基本固定了，变胖的主要原因是体内过多的能量无法代谢，而存储进脂肪细胞中，让脂肪细胞变大。至于吃不胖的原因，通常是这类人的基础代谢率非常高，随时随地都在燃烧卡路里。

那么，如何提升基础代谢率呢？

经常运动，可以让肌肉含量提升，即使坐着不动，肌肉也会消耗体内的卡路里；但如果全身肌肉含量很少，吃一点也很快就会变成脂肪。

5日 夏季如何运动更健康？

出门像"汗蒸"，一动就出汗，大热天如何科学健身呢？

1 运动时间很关键
上午10点前或下午4点后，气温不会太高，适合运动。

2 运动强度要适宜
结合自己的身体情况选择适宜的运动、循序渐进，切勿运动过度。

3 科学补水要牢记
剧烈运动后不要大量饮水，尤其是冰镇饮料；可以少量、多次补充水分、电解质。

比较适合夏季的运动项目有：健步走、跳操、游泳、羽毛球等，注意运动前后都要做好相应的拉伸动作，避免运动损伤。

6日 经常这样做，让您的肩背更漂亮

　　舒展肩关节周边肌肉，可辅助缓解肩颈日常劳损不适，纠正不良肩背姿态，进而改善体态。

　　这些简单的锻炼方法，随时练习起来。

Point 1

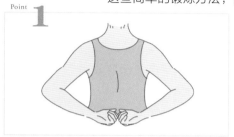

双C环扣、挺胸拉伸

挺直上身、平视前方，肩膀向后伸展，两手握拳（小指朝外）于腰后部，保持2—3分钟。

Point 2

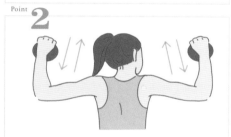

"Y""W"美背操

上臂推动双臂向上伸直呈"Y"形——收回双臂至肘部与肩水平呈"W"形。

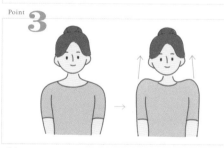

"i"美肩升降练习

双臂自然下垂贴身体两侧——吸气时，慢慢耸肩至极限位（停留5秒）——呼气时，慢慢恢复至原位。

Point 4

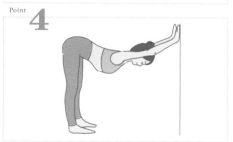

"猫伸式"贴墙舒肩

像"猫咪伸懒腰"一样，拉伸肩背；面向墙，双脚与肩同宽站立，弯腰并伸直手臂，将手掌紧贴墙壁——掌心向下滑，脚向后移（随手臂调整位移，保持双腿挺直）——头部微仰，腰背拉伸直到身体呈90度，感受上半身延展，均匀呼吸。

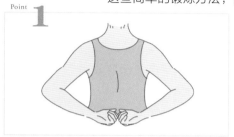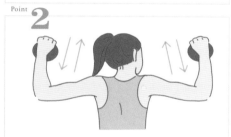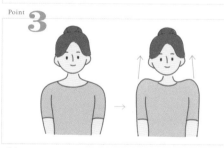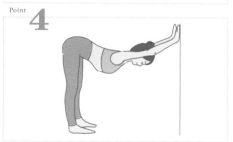

8月

7日 什么是"富贵包"？

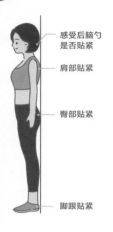

- 感受后脑勺是否贴紧
- 肩部贴紧
- 臀部贴紧
- 脚跟贴紧

生活中体型相对较胖、偏富态的人群，因不注意保养肩颈和缺乏运动，容易在项背部形成局部隆起，通常被人们称为"富贵包"。

—— 自测"富贵包"的方法 ——

❶ 贴墙站，将双脚打开与胯部同宽，身体双腿、臀、背部及肩胛骨贴靠墙站立；

❷ 此时后脑勺是否可轻松贴到墙？如果贴不到且颈部有明显凸起的肉肉，就是"富贵包"。

如果头部贴不到墙，而颈部没有凸起的肉肉，则属于体态异常，建议加强姿势锻炼，必要时就诊。

8日 怎样快速消除"富贵包"？

不论您是否已经形成"富贵包"，都需警惕那些生活中让我们感到舒服的"问题姿势"：低头玩手机或看电脑、趴桌午睡休息、沙发"葛优躺"、枕头过高等，让头部呈弯曲的状态，都易造成"富贵包"！**麦肯基疗法**可以改善"富贵包"：

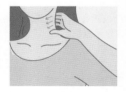

按揉法

左手放在颈后方，揉捏颈后两侧5次，换右手相同手法按摩5次，10次一组。

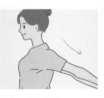

扩胸法

双手在后背交叉（掌心向外），扩胸、向后挤压肩膀，20次一组。

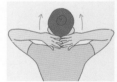

拉伸法

两手交叉手心贴于颈后方，向上仰头，5次一组。

坚持每天做3遍，通常2个月左右可以看到颈部不良姿势明显的改善。

如何预防前胸后背的粉刺？

四肢和面部等经常裸露在外的部位，大家通常都很关注，但往往忽略了我们身上的其他部位。有些朋友面部和四肢很漂亮，但容易在前胸和后背的位置长出扁平或圆锥形的丘疹，挤压时还有白色体液渗出，影响了整体的美观。

为什么前胸后背会长痘痘？

前胸后背的痘痘，属于毛囊皮脂腺的慢性炎症反应，可能与内分泌或毛囊角化等因素有关，也和长期熬夜、经常吃油腻及辛辣食物等生活习惯有关。

8月

如何治疗和预防？

轻症的情况：可以外用阿达帕林凝胶涂抹，有利于溶解局部的粉刺，促进其排出。

如果粉刺、痘痘较严重，建议前往正规医院，由医生开具口服类药物（如异维A酸胶囊），也可结合果酸换肤，清理皮脂角化。严重影响生活时，也可以到正规医美机构以激光方式消除。

日常生活中，可以用温和的洁面乳清洁，减少毛孔堵塞情况，同时注意作息调整和合理饮食，避免诱发因素。

锻炼腰腹力量的好处

10 日

我们会发现腰腹有力的健美人群，其体态和肢体协调性都比腰腹无力的人群更好。

日常多锻炼腰腹力量，可以减少腰腹脂肪堆积、让腰腹线条更匀称紧致；增加腹部肌肉群力量，保护腹腔内脏器，增加脊椎和骨盆稳定性，减少腰背疼痛的情况；还可以让身体有更好的控制力和平衡力；预防日常生活中的损伤。

几个在家就可以完成的简单动作，帮您锻炼腰腹力量：

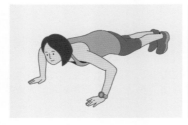

俯卧撑

在做上升下降的时候，一定保持腰腹笔挺，才能达到锻炼效果。

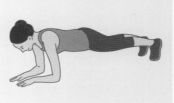

平板支撑

类似俯卧撑，保持腹部紧张、腰背笔直，盆底肌收紧，保持均匀呼吸，把支撑点放在关节正下方。

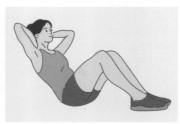

仰卧起坐

屈膝平躺，双腿分开与肩同宽，双脚踩实，用腹部力量让肩部和上背部离地。

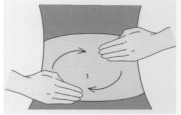

按摩腹部

增加肠胃蠕动，提高消化吸收功能。

11
日

这些减肥方法不要盲目采用！

科学减肥才能健康变美。下面这些错误的减肥方法，您还在用吗？

1 断食减肥
为了达到减肥塑身的目的，长期采用不规律断食的方法。提醒大家，如果没有医生的指导盲目断食，可能造成健康受损。

2 酵素果冻减肥
酵素果冻类的减肥食品，并没有改变我们身体对于营养物质的吸收，更多是通过增加肠道内的渗透压，达到促进排便的作用。

3 白芸豆减肥
白芸豆本身是豆制品，也含有豆制品中丰富的油脂，自行口服很难达到减肥效果。

如果想通过饮食来减肥，建议您咨询专业的营养科医生，了解自己应该怎样吃。饮食调节的同时，配合生活方式的调整和适量的运动，以达到理想的减肥效果。

8月

12
日

警惕网购新型减肥药！

不要随意网购或海外代购"减肥药品"！

门诊有患者因网购号称完全没有任何毒副作用的新型减肥药，服用后出现恶心呕吐，整晚无法入眠的情况，被医生询问是否有吸毒史。

目前市场上存在新型的"毒品"减肥药，宣称无毒副作用可以带来身体快速减重，实际上不仅损害身体，同时有一定的成瘾性。通过不具备销售药品资质的网店网购或私人海外代购的药品，无法保障其合规性、有效性和安全性。

切记，所有的药品都要找医生开具正规的处方再购置。

到底需不需要做吸脂手术？

对吸脂手术的认识，存在一些常见误区。

✖ 吸脂很微创

吸脂手术确实针眼很小，但手术过程中是用较长的针把需要吸脂区域的皮下脂肪抽吸掉。因此吸脂只是皮肤的伤口小，并不代表创伤小。

✖ 吸脂可以减肥

吸脂确实可以让我们的体型变漂亮，但是脂肪的重量实际上很轻，吸脂并不能帮助减重；此外肥胖所导致的身体危害主要由内脏脂肪引起，即使做了吸脂让身材变好后，同样要遵循医生倡导的健康生活方式，让身体更健康！

✖ 吸脂可以全身塑形

吸脂只是吸掉皮下的脂肪组织，因此更适合女性朋友的梨型肥胖，比如腰部、大腿的脂肪堆积，可以达到塑形的效果。

男生通常是苹果形肥胖，也就是"啤酒肚"！啤酒肚更多是由于腹腔内的脂肪堆积，这是吸脂无法到达的深度，因此吸脂无法彻底解决男性朋友啤酒肚的苦恼。

管住嘴、迈开腿，才是保持健美身材的不二方法。

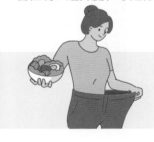
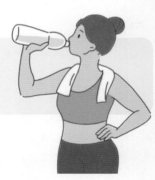

吸脂可以吸哪些部位？

要根据自身的具体情况，与医生沟通、完成常规术前检查后，由医生制订合适的吸脂方案。以下部位供参考。

1. **背部：** 可进行的主要部位有上臂到腋下、背部、腰部及两侧。

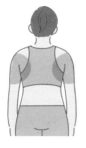 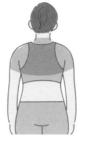 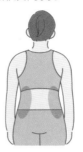

注意：脊柱正中、肩胛骨、骶尾骨表面部位，不建议吸脂。

2. **面颈部：** 可进行吸脂的主要部位有"双下巴"（下颌处脂肪过度堆积）。

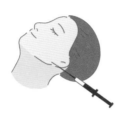 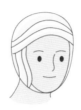

注意：下颌吸脂术后需按照医生建议，应用一段时间的颈部弹力带，保证皮肤和深层组织更好愈合。

8月

3. **大腿：** 大腿前侧、外侧、内侧、后侧均可进行抽吸塑形。

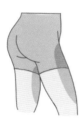 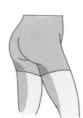 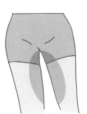 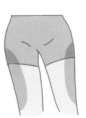

注意：大腿部位吸脂容易出现凹凸不平。抽吸过量还可能造成保留的皮肤及皮下组织过薄，遗留色素沉着，大腿形成花斑样的外观。

　　大腿脂肪抽吸后一定要做好局部加压和塑形，保证术后良好的形态；同时应避免术后早期剧烈运动导致血肿。

吸脂手术的常见问题合集

1 吸脂手术对身体有害吗？

　　如果一次进行过大范围、过多部位的吸脂，需要的麻醉时间更长，术中体液量丢失也会更大，对身体是有一定损害的。只有在保证安全的情况下，才能安全变美。

2 吸脂手术疼不疼？

　　吸脂手术可在全麻或局麻状态下进行，如果选择局麻，打麻药的过程会有一定的疼痛感；但如果是全麻状态下进行，在手术的过程中没有疼痛感。

3 吸脂手术会反弹吗？

　　吸脂会抽吸走我们身体里的脂肪细胞，因此脂肪细胞的数量会减少，但是无法控制剩余细胞的体积增长。临床上遇到过求美者，到医院吸脂改善局部脂肪堆积后，认为这是完全不用节食的减肥塑形方法，回去彻底放开饮食，体重快速增长，两年后回来随诊时吸脂的部位已发生反弹。

　　吸脂仅能塑形，并不减肥；吸脂后如果不改善生活习惯，就会出现反弹。

4 吸脂术后有什么注意事项？

　　术后保证伤口清洁干燥，避免感染；在恢复期遵医嘱穿塑形衣，注意休息，避免剧烈运动，帮助更好地恢复。

16
日

"冷冻溶脂""光纤溶脂"是什么，和传统吸脂手术有什么区别？

冷冻溶脂

治疗的原理是通过局部低温冷冻的方式破坏脂肪细胞，只建议针对有一定脂肪厚度的局部组织开展，不适用于全身塑形。

光纤溶脂

经过小的皮肤开口，通过光热作用让脂肪有一定程度的溶解，术前注意事项以及术后的恢复期和传统的吸脂手术类似，并不存在光纤溶脂就不需要手术这种说法。

溶脂手术与传统吸脂手术总结如下：

类型	光纤溶脂 / 冷冻溶脂	传统吸脂手术
原理	破坏脂肪细胞	手术利用负压真空，通过皮肤小切口，用导管吸出皮下局部堆积的脂肪组织
机制	脂肪溶解、液化和代谢	减少脂肪细胞数量
适用	局部塑形	局部或全身较大面积的脂肪去除

17
日

溶脂针安全吗？

溶脂针，顾名思义就是通过注射以达到局部减脂的目的。目前这一项目在我国还处于临床试验阶段，并没有一款被国家药品监督管理局批准可正规销售的溶脂针产品。

但在门诊中，经常碰到因非法、过量违规使用溶脂针，导致多发的皮下结节、皮下感染、凹凸不平等一系列并发症的案例。

所以我们提醒所有求美、爱美的朋友们，一定要到正规机构找专业医生，避免注射未获批的非正规产品，才能保证健康变美。

18
日

一分钟学会乳房健康自检

　　乳房是女性形体美的重要组成部分，女性朋友们更应该关注的是乳房的健康。

　　简单的自测乳房健康方法，所有女性都应学会！

　　月经规律的朋友在月经结束一周后自检，已经停经的朋友可每月固定时间自检。自检方法为：

一看

面对镜子站立，先双手叉腰观察双乳外形是否正常、乳头是否凹陷、乳晕颜色是否正常，再高举双臂观察侧乳轮廓是否正常、皮肤有无皱褶或浅静脉变化，后放下手臂，双手叉腰同时手肘后扩，观察双乳是否等高对称。

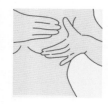

二触

手指并拢用指腹触摸，检查乳腺各部位和腋下是否有硬块，触摸时是否有肿胀和肿痛感。

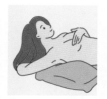

三卧

仰卧平躺，一侧肩下微微垫高并将同侧手臂高举过头，另一只手四指并拢，指腹将乳腺按压到胸壁，按顺时针或逆时针全乳触摸，检查是否有肿块。

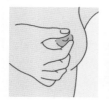

四拧

用拇指和食指轻捏乳头，检查有无分泌物。

　　如果自检发现异常，需尽快就医，做进一步检查。

力量训练，帮你练出好胸型

乳腺的组成包括乳腺腺体、导管、结缔组织和脂肪组织，乳腺在16岁左右发育完毕，25岁前后基本定型。想要在发育结束后再调整胸型，除了组织填充外，还可以通过锻炼胸肌让胸型更自然挺拔。

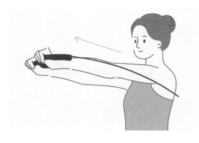

动作一：上斜拉力器夹胸，预防下垂。

（进行 10 次，重复 4 组）

将拉力器固定在背部，双手紧握手柄向前拉紧，保持胸部发力带动肌群收紧。

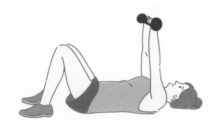

动作二：平地哑铃卧推，锻炼胸肌中缝。

（进行 10 次，重复 4 组）

仰卧，双手小臂垂直地面举于身体两侧，举起哑铃时上臂向中间靠拢，保持胸部发力。

8月

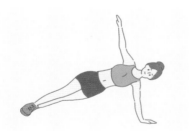

动作三：俯卧撑转体，强壮胸肌

（进行 10 次，重复 4 组）

俯卧撑支撑位，撑起身后单手撑地，腹部发力带动身体向侧方向转体，同时活动同侧腿向侧方向打开，还原后另一侧同样操作。

运动时，选择合适的运动内衣，能有效保护胸部不过度受力造成牵拉损伤。我们在选择运动内衣时应注意：含棉更透气；运动强度越强、罩杯越大，需要支持的强度越大；弹力 ≠ 紧绷，紧绷产生压迫、弹力才能固位和保护。

两边乳房不等大，正常吗？

我们的身体并不是完全左右对称的，在发育过程中因左右不平衡所致的轻微不对称属于正常现象。左右乳房大小有一定的差别较为普遍，只要不是差异太大或出现不适，并不用过于担心。

除了先天发育的原因，有些后天因素也会导致两边乳房不等大，日常生活中可以注意避免。

① 发育期喜欢侧睡，导致一侧乳房被压，可通过睡姿调整做矫正；

② 哺乳期哺乳不平衡，导致一侧乳房下垂更明显，可通过调整哺乳习惯改善；

③ 体重快速增加后两侧乳房不对称较前明显，可通过适度运动，养成良好生活习惯并全身减重来避免。

正常情况下的双乳不对称，可以不做处理。如果差异太大或想要调整，也可到专业医美机构进行隆胸或缩乳手术矫正。但如果出现局部红、肿、热、痛等现象，建议前往医院检查治疗。

哪些因素和行为会导致乳房下垂？

1. 快速减肥

体重在短期内快速减轻，由于乳房皮肤回缩跟不上皮下组织减少的速度，就容易出现乳房下垂。

2. 运动时不穿运动内衣

在运动的时候，建议大家用有支撑力的内衣，做好腺体的支撑，可以避免过度牵扯导致的乳房下垂。

3. 哺乳期不注意胸衣穿戴

年轻的妈妈在哺乳期也要做好胸衣的穿戴，避免哺乳后的乳房下垂。

4. 年纪增长

皮肤弹性减弱，会出现不同程度的乳房下垂。

此外，提醒大家不要相信号称可以用仪器按摩丰胸改善下垂的广告，并不存在可以丰胸的射频仪等设备。

22日 胸部下垂如何判断及治疗？

判断我们乳房是否下垂的方法：看一下乳头、乳晕的位置，乳头在乳房下皱襞上4—5cm为正常，这个距离越小说明下垂越严重，如果乳头低于下皱襞，就代表着有一定程度的乳房下垂了。

乳房下垂一般分为轻、中、重三度：

 ➡ 可适度增强胸肌的有氧训练，增加紧致。

8月

 ➡ 可通过自体脂肪移植或假体植入，填充容量同时适度上提来改善。

重 ➡ 需要通过"乳房下垂矫正术"来改善，去掉多余的皮肤，将适量的乳腺组织重塑成半球形，向上提紧并固定，达到矫正效果。

术后需遵医嘱，伤口保持干燥，避免剧烈运动，穿戴合适的塑身衣。

23
日

想隆胸，先了解这些风险

隆胸手术需要在全麻状态下进行，在选择隆胸之前，需要先评估自身是否适合，了解手术风险后再理性选择。

隆胸手术的风险包括：

⚠ **全身麻醉的风险**
术中需要监护，术后一定时间内会有虚弱、轻度不适和疼痛感。

⚠ **假体的风险**
假体周围可能形成包膜，后期存在包膜挛缩的可能；假体可能出现感染，严重情况下需将假体及时取出。

⚠ **自体脂肪隆胸的风险**
脂肪游离移植后可能出现皮下结节，以及两侧不对称等现象；自体脂肪不能追求一次填充量过大，否则脂肪移植后，容易出现坏死形成结节，一旦形成结节，很难取出。

> 哪些人群不适合做隆胸手术？
>
> 未成年人，合并糖尿病、出凝血功能障碍等全身疾病者。

24
日

隆胸手术的方式，怎么选？

隆胸的手术方式包括自体脂肪游离移植和假体植入两种。

自体脂肪游离移植需要有足够量的脂肪组织作为填充材料。因此特别瘦的女孩子会因为没有足够的自体脂肪，只能选择假体隆胸。

> 无论哪种隆胸手术，均存在手术风险，如果您有相关需求，务必正规就医。

178

方式	自体脂肪移植隆胸	假体植入隆胸
优势	不会发生排斥， 塑型效果和手感自然	材料安全，不易变形 稳定性好，可以取出
劣势	脂肪细胞存在一定成活率， 通常需要多次手术	可能产生包膜挛缩， 术后恢复时间长
适应人群	偏胖而胸部较小者； 两侧乳房大小不对称； 产后和哺乳后乳房萎缩	脂肪较少人群， 乳腺手术后乳房缺失

隆胸影响哺乳吗？

目前我国通过正规审批的隆胸材料是硅胶假体。隆胸时可放置在胸肌前或胸肌后，两种植入都不会影响哺乳。

常用的自体脂肪隆胸主要进行皮下脂肪层的填充，也不会影响哺乳。

但如果在隆胸的同时要进行乳房下垂矫正，就可能会影响将来的哺乳功能。隆胸时选择的手术切口因人而异，不同的手术切口可能对腺体的影响不同。

此外，提醒大家，国家药品监督管理局明令禁止使用的填充材料"Amazingel（奥美定）"，学名"聚丙烯酰胺水凝胶"，它是以胶冻的状态被注射到体内，容易与自体组织混杂不清，甚至会在人体内游离移位，引起严重的并发症。接受过奥美定注射填充的人群不建议进行哺乳。如果想要避免此类非法材料对身体造成的严重伤害，一定要前往正规的医疗美容机构进行咨询和治疗。

8月

假体隆胸能维持多久？

很多人担心隆胸的假体是不是有一定的年限，是不是到了时间就需要取出？

通常来说，如果您术后没有出现不适，则无需取出，但是建议每年定期复查。每个假体都有独立的编号，在假体植入体内时，医生会把相应的编号粘贴在手术同意书上，是可溯源的。

建议求美者在假体植入后定期进行整体乳房检查，看看假体有没有出现破裂、渗漏的情况，如果出现假体相关的并发症，则建议取出。

怎样维持更好的隆胸效果？

隆胸手术术前要做好充分的身体评估和手术方案沟通，避免造成严重后果。

为了让手术效果更好：

⚠ 术前避免熬夜，务必戒烟，做好手术的准备。

⚠ 术后前3天多休息，注意观察全身体温；1周内注意伤口清洁；手术1个月内注意休息、不做剧烈运动、避免胸部按压，清淡饮食；手术3个月内遵医嘱穿塑身衣。

⚠ 如果是脂肪隆胸，遵医嘱进行复查，评估是否还需再次脂肪移植。

⚠ 如果是假体隆胸，注意定期复查。

注意事项

术后还需按照每半年到一年的频率，规律地进行体检并找医生复诊，保证您身体健康。

28
日

假体隆胸后，4 种情况要及时就医

女性朋友们在隆胸之后，出现以下症状需要及时就医：

❶ 如果在手术区域，突然出现了不明原因的肿胀，这种情况有可能是假体周围积液或是血清肿。

❷ 如果突然有红、肿、热、痛这些情况，是炎症感染的表现。

❸ 如果隆胸后慢慢出现假体摸起来特别硬的情况可能是假体周围产生较厚的纤维包膜，随着包膜变厚而束缚住整个假体。

❹ 如果在隆胸的假体周围，突然出现软软的、异常形态的包块，可能是渗漏的硅胶，建议尽快到医院检查，一旦确诊，就要及时取出。

29
日

假体隆胸术后，
可选择哪些体检项目？

8月

　　有的朋友在接受了假体隆胸之后，担心有些检查会不会对假体产生影响。

　　假体隆胸后，各类体检项目，包括超声、CT、核磁共振等对假体不会产生影响；建议隆胸术后每年要进行规律的超声检查，尤其要看看假体周围有没有积液或是包膜挛缩的情况。

　　但对于有创类的操作，如超声引导下的穿刺治疗等，由于穿刺针有可能会损伤到假体，建议大家在此类项目操作前和医生沟通清楚，说明曾有假体的植入，医生在操作时应充分注意，避免对假体造成损伤。

30 日 **胸部太大，缩胸手术能不能做？**

通过手术来进行乳房的缩小，会有什么样的危害？

"巨乳缩小术"需要全麻，手术是由医生通过在乳晕周围以及乳房下方的切口去除多余的组织，再旋转整个腺体后重新将皮肤塑形。

手术的对象包括两类人群

1 青春期时，由于乳腺雌性激素受体敏感导致胸部发育过大、个子矮小，同时体育运动有困难者。

2 哺乳后女性，部分会合并出现较严重的下垂。

⚠ **手术风险** ⚠

1 会遗留一定的瘢痕，术后需要认真仔细地进行抗瘢痕治疗。

2 腺体的旋转会改变乳头位置，同时会改变乳腺内导管的方向，因此对将来的哺乳有一定影响。

整体来讲，缩胸手术难度等级较高，如果您希望保证手术的安全、达到双侧对称，建议您到正规医院或医疗机构找专业的医生，了解该手术可能造成的瘢痕在哪、恢复好之后的形态是什么样的，最后再慎重地选择手术，达到身体塑形的目的。

31
日

乳晕颜色黑，能纹绣漂红吗？

　　有女性朋友希望自己的乳头、乳晕的颜色能变好看而接受了纹绣漂红。但纹绣后不仅颜色没有变淡，反而由于在原来较深颜色的乳晕上又叠加了其他颜色，呈现出非常不自然的颜色。

注意事项

乳头、乳晕部位有色素沉着属于正常现象。
这个部位的颜色往往和先天肤色、身体的雌孕激素水平相关，
也可能与外界刺激如哺乳、内衣的反复摩擦等有关。通常情况下，青春期女性在发育中乳头颜色较淡，分娩后颜色逐渐加重。

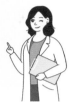

　　一般来说并不需要去做改变，也不用特别治疗。

　　在健康状态下，如果您还是介意乳晕颜色，可以选择皮秒激光祛色，注意会形成创面，约10天痂皮脱落后乳晕颜色减淡，但根据体质不同，通常3—6个月后恢复原本颜色。建议找正规的机构了解每项治疗究竟能达到怎样的效果，多方咨询了解后再慎重选择。

　　如果乳头下方出现肿块或有乳头溢液等不适，建议到医院做进一步的检查。

8月

9 月

幸福密码：
私密健康，
好孕相伴

(白露　秋分)

干燥，昼夜温差大，天气转凉

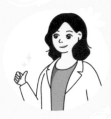

金秋九月，季节交替，万物从繁茂成长到成熟收获。

人类孕育生命的奥秘，也藏在大自然的巧妙安排中。

私密健康，是每个人都应直面、重视的健康知识。

私密处健康与否与每一天的生活息息相关，影响着每个人身体、心理健康，也关乎当下或未来的性生活质量，为生育功能提供了必要的保障。

一些实用的私密保养知识，如近年女性朋友们热议的 "私密整形" "私密紧致" 等话题，这些女性关心的"特殊"问题，将在这里揭开面纱，为您提供清晰直观的答案。

也为准妈妈们带来孕期前后的护理知识，以减少生育可能带来的肌肤问题或私密问题，让孕产期更从容、健康、美丽。

愿您拥有健康的亲密关系，收获更多幸福感

1日 恋爱会使皮肤变好，是真的吗？

是的，爱情的滋润能让皮肤状态更好。

这是因为在幸福的情感中，人体的激素加速，脑内产生大量多巴胺带来愉悦的心情，让人精神焕发；但如果是处在痛苦的恋爱中，总是感到难过、悲伤，也会让人变得阴郁沮丧。

所以，真正影响皮肤状态的不是恋爱，而是我们的心态和情绪。简言之，在生活中越是快乐和情感愉悦的人，整体气色和精神面貌也会更好。

因此，如果还没有遇到那个能让您"开心幸福"的人，不妨提升自己！通过运动、化妆等方式，也能获取快乐的多巴胺，让您散发迷人气质！

2日 临近婚期，还能变更美吗？

婚礼迫在眉睫，以下这些见效快、恢复期短的项目可以帮您快速变美。

1 **光子嫩肤：** 改善面部红血丝、肤色不均、毛孔粗大等问题，恢复期1—3天，术后注意做好防晒，避免反黑。

2 **水光针：** 补充玻尿酸、保湿提亮、补水淡纹，恢复期3—7天。

3 **皮秒、超皮秒：** 祛斑、嫩肤、祛痘印，恢复期7—10天，术后注意做好防晒。

4 **洗牙、牙齿美白护理：** 清洁口腔，亮白牙齿，恢复期1—3天。

5 **美甲护理：** 婚前一周可以做美甲，选择与礼服搭配的款式和颜色会更好看。

婚期在即，除了可以通过医美的手段改善自己的皮肤状态，清淡饮食、适当的运动和合理的休息都能改善精神面貌，让您在婚礼时容光焕发。

私密处的健康自检

私密处日常可通过气味、白带颜色状态、外观进行自检。

私密处的气味

有蛋白质酸酸的气味是正常的，因为阴道整体环境呈酸性，pH值3.8—4.4。

如果出现异常气味，如鱼腥味、腥臭味、恶臭味，应当及时前往妇科就医！

白带颜色状态

白色稀糊状或半透明蛋清状，高度黏稠，无腥臭味。

如果出现豆腐渣状或乳凝块状伴随外阴瘙痒，则应前往医院检查白带常规。

外观与感受

是否存在摩擦不适；是否有小阴唇过长（宽幅超出大阴唇10毫米以上）或小阴唇异常肥大、左右两侧明显不对称的情况。

9月

大阴唇、小阴唇像两层"门户"保护着阴道口和尿道口不受感染。

4日

私处为什么会有异味？

在私处出现异味时，我们首先要明确异味产生的原因，再进行针对性改善。

1 妇科炎症引起的异味

当出现私密处不适伴随鱼腥味或其他腥臭味时，说明有妇科炎症，需及时就诊，避免炎症加重。发展为恶臭味则显示有更严重的妇科疾病。

2 生活习惯问题导致的异味

1 卫生不到位：忽视了日常清洁，不及时更换私处卫生用品，或月经期间产生异味。

2 短期生活习惯改变：工作压力大、熬夜、酗酒、吸烟等导致白带异常。

3 着装不透气：常穿化纤类、不透气的多层材料的衣物，或常用护垫等导致私处不透气，滋生病菌，引起异味和瘙痒。

私处出现异味并不一定意味着得了妇科疾病，但如果调整生活习惯之后，异味依然没有改善甚至不适感加重，则要及时前往医院进行排查。

5日

女生上厕所，擦拭私处的健康细节！

私密部位的健康，和每天的如厕习惯密不可分！

不要憋尿，养成固定的如厕时间与习惯。

大小便后，应选用较软的纸巾或湿厕纸，从前往后擦拭，不要从后往前擦拭，可以避免细菌从肛门处经过纸巾到阴道口，而侵入阴道内。

同时注意每天用温水清洗外阴和肛门区域，换洗内裤。

6日 私密部位的清洁与保养

私密部位的日常清洁和日常保养很重要，生活中要注意以下几点。

1 不推荐自行使用阴道冲洗器和阴道洗液

私处本身有自己的pH值，自行过度清洁、冲洗，会破坏它的内环境，导致黏膜干燥，甚至出现反复感染的情况。除非是激素原因导致了黏膜干燥、萎缩、触碰出血等情况，需要遵医嘱使用药剂进行洗护，健康状态下应避免过度清洁而引发阴部的黏膜损伤。

2 正确清洁私密处的方法

1 私处清洗应保持1次/天；同房前后，自己和伴侣均应做好私处清洁。

2 日常清洁私处时，可使用流动的清水清洁，避免盆浴，或使用专用的清洁盆和毛巾。

3 如果使用外阴清洗用品，应注意选择专业的弱酸性私密清洗液，且不要频繁使用。

4 每天换洗内裤：推荐穿舒适棉质内裤，透气性好，能减少阴道炎的发生。

5 对于内裤和私密处专用毛巾，清洗后要进行杀菌，如阳光暴晒、消毒杀菌、及时晾干等，避免细菌滋生。

3 日常养成好的生活习惯

1 改正久坐的毛病，不定期起来活动活动，让私处"透透气"。

2 经期或产后特殊时期按时更换卫生用品。

3 健康饮食，规律作息，避免熬夜、吸烟、酗酒。

7日 预防及治疗阴道松弛，正确进行凯格尔（Kegel）运动

改善女性阴道松弛及子宫脱垂的好方法：凯格尔运动。

通过用力收缩盆底肌肉、收缩肛门运动，持续4—10秒以上后放松，每次 10—15 分钟，每日 2—3 次。

对于盆底功能性障碍疾病患者，持续进行标准的凯格尔运动 6 周就会感觉到改善。

对于健康人士，坚持运动 3 个月左右，会明显感觉盆底肌肉的改善。

正确的凯格尔运动方法如下

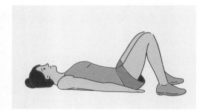

动作一：
在瑜伽垫上仰卧，双膝弯曲分开与肩同宽，并将脚后跟靠近自己的屁股位置，保持膝盖始终朝向脚尖方向；双手放在两侧，尽量保持掌心向下。

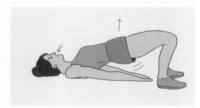

动作二：
鼻子吸气，同时将臀部向上抬高，以肩部支撑，盆底肌用力收缩4—10秒。

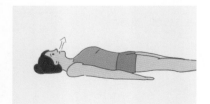

动作三：
嘴巴吐气，恢复平躺放松。
找准呼吸的感觉。

凯格尔运动适合哪些情况？

凯格尔运动适合男女老少。重点推荐以下女性人群进行周期性锻炼。

- 希望提升生活质量的女性，让盆底肌群更紧实。

- 孕期女性，可以增强产力、辅助顺产。

- 有生育史或多次妊娠史女性，可以改善产后盆底肌松弛的状况。

- 更年期女性，可以增强盆底肌的功能，预防脏器脱垂。

- 有过漏尿或者憋不住尿情况的女性，可以通过盆底肌群力量的提升，得到改善。

- 有较轻微的盆底器官脱垂问题的女性，辅助改善脱垂症状；严重时则需手术治疗。

拓展知识

盆底肌在身体的哪个部位？

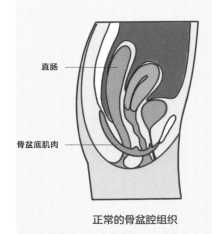

直肠

骨盆底肌肉

正常的骨盆腔组织

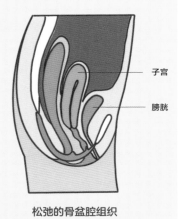

子宫

膀胱

松弛的骨盆腔组织

9日 私密不适，看妇科还是私密整形？

如果您的隐私部位不舒服，涉及白带异常或异味、瘙痒较严重，或涉及功能的问题，建议找妇产科的医生进行相关检查，排除炎症及其他功能性的问题。

以下情况可以找私密整形医生

❶ 私密美容需求
"小妹妹"（小阴唇）太大、肥厚、突出，穿紧身裤会露出不美观的轮廓，两侧不对称或外阴形态不美观。

❷ 私密健康需求
出现摩擦类的不适，会阴部分组织明显突出而导致局部皮肤炎症、衣服摩擦引起的不适感、性交或运动时疼痛以及局部清洁卫生的不便。

❸ 提升性生活质量
期望增强阴茎与阴道的摩擦力，及对阴蒂的挤压力，改善性生活的满意度。

整形外科医生也会接到来自妇产科医生的转诊，在排除了患者由于内阴的功能性问题引起的不适后，建议患者到整形科就诊，解决由于摩擦所致的局部皮肤炎症等不适症状。

所以，整体来说，涉及外阴部位的整形治疗，针对外阴的形态改变、摩擦不适等外阴症状，可以找整形科的医生。但如果涉及分泌物方面、疾病治疗或是功能上的问题，则建议到妇产科就诊。

10 日 私密手术有哪些项目？

　　私密整形又叫妇科整形，区别于其他的整形美容手术，私密整形主要针对女性生殖系统出现的问题进行规范的手术治疗，帮助患者恢复健康。

　　常见私密整形项目有哪些？它们主要解决什么问题？

项目名称	适应证
处女膜修复术	处女膜破裂，有修补需要者
大阴唇整形术	大阴唇萎缩或肥厚
小阴唇整形术	小阴唇太大或太长，引起摩擦不适；两边大小明显不对称、不美观
阴道成形术 （阴道紧缩术）	各种原因造成的阴道松弛
阴蒂整形术 （阴蒂成型、阴蒂包皮切除）	阴蒂肥大或阴蒂粘连，阴蒂包皮过长
阴道再造术	阴道结构缺陷需修复、先天性无阴道或阴道过窄

9月

　　随着女性对自我健康的关注度越来越高，具有私密整形需求的朋友也越来越多，请务必正规就医。

11
日

私密整形前后的注意事项

私密整形前的注意事项

1 确认自身需求，注意要找正规的机构、专业的医生咨询沟通，明确手术可能的风险及并发症；

2 接受正规全面的术前检查，如有炎症需治疗后再择期手术；

3 手术前一周不可饮酒，避免夫妻同房，避开月经期；

4 如果选择手术治疗，术前应注意选择最恰当的手术时机。

手术应避开月经期，可选择在月经结束后接受治疗，这样在整个恢复期都基本不会碰上月经期。这样一方面不容易出现严重的肿胀，另一方面也更容易护理局部伤口，利于术后的恢复。

私密手术后的问题合集

Q 私密手术后，需要多久恢复？

A 取决于具体做的是哪种类型的手术。一般情况下，黏膜的恢复时间是7—10天，皮肤伤口长好通常1—2周，功能完全恢复需要1—2个月的时间。

Q 术后多久可以同房？

A 通常需要1—2个月后。

Q 私密手术需要拆线吗？

A 一般会采用可吸收类的缝线，避免拆线时候引起的疼痛感，大部分在2—3个月之内都是可以被完全吸收。

Q 术后如何护理？

A ①通常医生会强调局部的清洁、护理等，比如用络合碘棉片，在上厕所后进行伤口的消毒等，避免伤口发生感染；

②术后早期禁止性生活，多卧床休息，避免剧烈运动，防止伤口撕裂引起出血；

③避免辛辣、刺激性食物，尽量清淡饮食，不可饮酒。

12
日

微创私密整形有哪些？

包括激光和注射的方法。

注射填充类方法

仅应用于外阴的填充，一般恢复期较短，48小时后就可以正常活动。

激光类治疗方法

一般应用于私密处脱毛的治疗，比如私密处会反反复复地出现毛囊炎，甚至遗留瘢痕，此时应用激光脱毛，可以避免继发炎症。

13
日

私处发黑与性生活频次有关？

女性私处发黑，与是否频繁性生活并没有关系。有些女性朋友为了让私处变粉嫩，长期使用一些药物，这可能会导致外阴皮肤过敏，进一步加重色素沉积，还会引起其他不适，得不偿失。

正常情况下的私处发黑，与以下因素有关：

1 遗传导致：像肤色一样，属于先天基因决定。

2 激素影响：青春期发育时，在激素作用下，阴唇发育丰满，会出现色素加深；或在妊娠期等特殊时期，激素影响导致外阴充血，皮肤增厚，阴唇色素沉着。

3 摩擦导致：如内衣过紧或长期穿紧身裤，让私处娇嫩肌肤反复受到外来摩擦，导致色素沉着。

在排除疾病的情况下，可行的改善方法很简单：

1 贴身内衣裤更换成宽松、棉质、柔软的材质，减少衣物摩擦，保持透气。

2 保持阴部的清洁卫生，勤换洗内衣裤。

3 多摄入富含维生素C的新鲜果蔬，加速黑色素代谢。

14 日 私密处要保护，避免盲目"治疗"

私密整形受到越来越多求美者的关注，网络上、部分医美类手机软件上也开始出现假借"私密整形"的名义售卖各式产品售卖，如"缩阴丸"，超声刀"缩阴紧致术"等均不可信。

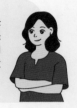

> 私密整形并不是为了外表的美丽，它更重要的是为女性解决生理上的不适，帮助女性恢复正常的生活。私密整形手术是需要动刀的手术，治疗效果实际上是不可逆的。比如"小阴唇切除过多"的情况就较难修复，如果私密术后出现不满意需要修复，还需由专业医生判断是否有可修复的可能。

我们始终强调，健康自信才是真正的美丽，不建议大家盲目跟风接受私密整形等过度治疗，同时也希望大家在出现私密处不适时，不要羞于启齿，如有需要，务必找正规医院及医生咨询。

15 日 不要为了紧致，去做阴道内的填充！

关于私密手术的风险：

特别强调！不建议大家盲目进行阴道内的注射治疗！真正的紧缩实际上是靠改善周围肌肉功能来实现的，而不是在黏膜下进行填充。填充的材料，不管是玻尿酸、脂肪等，都是些比较柔软的材料，并不能真正达到紧缩目的。

由于在阴道周围的静脉丛是非常非常丰富的，最近这几年多次出现了在阴道周围进行填充而导致肺栓塞，最后死亡的案例。

所以，这里提醒大家：不要选择在阴道内注射的填充类治疗，这不仅不能改善功能，反而会带来更大的风险。

卵巢保养的正确方式

卵巢作为重要的生殖器官，除了提供卵子完成生育功能，还具备分泌雌孕激素的内分泌功能，对维持皮肤状态也起着十分重要的作用！

注意事项

不建议盲目地接受市面上一些生活美容院或养生馆宣称具有"卵巢保养"功效的项目，卵巢部位不可以乱用药物，也不需要频繁接受"手法理疗"进行保养。

正确的卵巢保养方式

理性看待女性卵巢的生理功能衰退，女性绝经年龄通常为50岁左右，无须刻意延长正常的绝经年龄。不必焦虑于身体某个部位是否会早衰，而是好好对待生活中的每一天！

1 保持好心情、保持充足睡眠，使卵巢分泌的激素稳定，让内分泌处于健康状态。

2 均衡饮食，控制体重。保证优质蛋白、脂肪和必要的糖分摄入；适度锻炼增强体质，促进全身血液循环。

3 日常注意私密部位的清洁，避免炎症。已有性生活的女性朋友如无生育计划，应科学避孕，避免过多服用紧急避孕药物扰乱身体的内分泌功能。

9月

17 日 如何判断是否存在骨盆前倾问题？

　　骨盆前倾会影响身姿，站立或走路时会明显影响仪态，严重时还会影响孕期中后期的生产。

　　一项简单的身体检查测试：托马斯测试（The Thomas Test），用于测试是否存在骨盆前倾。

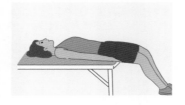

STEP 1

仰躺在检查台，脊椎到大腿中间的位置在检查台，腰部贴合检查台；

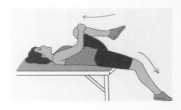

STEP 2

双腿膝盖往胸部抬起，松开一条腿慢慢垂放脚。

　　如果垂放脚的大腿能够触及检查台平面，代表无骨盆前倾；反之，则存在不同程度的骨盆前倾。

> 注意请在安全环境下进行测试

18 日 造成骨盆前倾的原因有哪些？

1. **长期久坐或坐姿不对**

如长期跷二郎腿，会导致骨盆歪斜，对骨盆周围肌肉造成影响，产生倾斜。

2. **长期穿高跟鞋**

使得骨盆处于前倾状态，还可能出现腰疼等不适。

3. **肥胖，肚子过大**

导致腹压过重，持续对骨盆形成压迫。

4. **怀孕及分娩导致的骨盆问题**

孕期身体分泌的激素让骨盆关节韧带产生松弛，影响骨盆形态。

19 日 骨盆前倾，生活中如何通过锻炼改善？

下面是生活中较容易实现的矫正骨盆倾斜的有效锻炼方法，快运动起来吧！

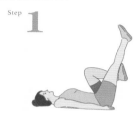

Step 1

仰卧骑单车

仰卧位，双腿做骑单车的动作，维持10分钟左右，重复5组。

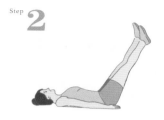

Step 2

仰卧抬腿

仰卧位，双腿伸直，抬高与床面呈45度左右，持续10—20秒，重复10—20组。

20 日 怀孕期间如何选择化妆品？

怀孕期间，女性因激素改变，各种生理状态也会发生改变，皮肤更加敏感脆弱，因此，此阶段的护肤品、化妆品，应满足两个基本要求：

> 产品成分安全无害　　　　功能适合个人肤质

一般情况下，孕妇在妊娠期间建议不用或少用彩妆产品，应以清洁、护肤为主要护理方式。

❶ **选择孕妇专用化妆品。**
这类用品都是基础护理类产品，质量有保证、成分安全，可安心选用。如果在孕前已经使用一些基础护理化妆品，如洗面奶、化妆水和乳液等，只要成分安全，也可继续使用。

➡ **避开不安全的成分**　详见9月21日—9月23日

❷ **根据自身肤质选择。**
以孕前的肤质作为参考，再做皮肤敏感测试，更有针对性地保护特殊时期的肌肤健康。

❸ 选购孕期护理产品时，通过正规渠道购买，可在国家药品监督管理局官方网站查询相关产品是否有备案，为安全加护。

❹ 注意做好孕期防晒，推荐使用物理防晒方法，如遮阳帽、遮阳伞、防晒衣等。

孕期应避免使用的化妆品

国家药品监督管理局曾发布过一篇文章"孕妇在选择化妆品时应该注意哪些问题"，其中明确提出了孕妇最好避免接触和使用的几类化妆品。

1 染发产品
化学成分复杂，会对孕妇及胎儿产生不良影响，容易致敏，甚至导致胎儿畸形。

2 冷烫精（烫发药水）
影响胎儿正常发育，也会导致孕妇脱发，甚至过敏。

3 芳香类产品
包括香水、精油等，其中香料成分使用不当，有可能会导致流产。

4 脱毛霜
其化学成分会影响胎儿发育。

5 口红
含各种油脂蜡类原料、颜料和香精等成分，油脂蜡类极易吸附空气中飞扬的尘埃、细菌和病毒，经过口腔进入体内容易让孕妇染病，口红中的颜料也可能会引起胎儿畸形。

6 指甲油
多是以硝化纤维素作为成膜材料，配以丙酮、乙酸乙酯、乙酸丁酯、苯二甲酸等化学溶剂、增塑剂及各色染料而制成，对人体有一定的毒害作用，影响胎儿健康。

7 美白祛斑类产品
妊娠期间，面部色斑加深是正常的生理现象，孕妇此时切不可选用美白祛斑产品，其中含有铅、汞等重金属，甚至有些违规添加了激素，使用这类产品，不但祛斑不成，还会影响自身和胎儿健康。

22
日

孕妇禁用化妆品成分

　　孕妇在选择化妆品时，应关注化妆品成分表中的成分，避免选用含维甲酸类、激素类成分的化妆品，这两类成分都有可能对胎儿的发育造成不良的影响，甚至会导致胎儿畸形。

　　尽量选择不含或少含香精及防腐剂的产品，尤其是香水、指甲油等化妆品，以降低对胎儿产生不良影响的风险。

　　一般来讲，孕妇化妆品中的禁用成分有以下几种类型。

石油化工产品

矿物油等，
容易催生痤疮

羟甲氧苯酮

用于防晒，
容易过敏

咪唑烷基脲

防腐蚀剂

滑石粉

可能含石棉，
可致肺部问题

挥发性化学物

二甲基乙醇胺、
工业酒精、甲醛等

十二烷基

柔软剂

9月

**香精
色素**

**水杨酸、
维A酸、
AHA等**

刺激性大

植物精油类

具透皮性，
尽量避免

重金属

铝、铅、
汞、砷

　　以上成分应尽量避免，以免刺激皮肤导致过敏，严重时会影响胎儿发育。

23日 孕妇禁用的皮肤病类药物

被美国FDA（食品药品监督管理局）列为怀孕女性禁用的皮肤药物有以下几种。

（finasteride）
非那雄胺
抗脱发

（fluorouracil）
氟尿嘧啶

用于毛囊角化、
皮肤癌

（isotretinoin）（isotretinoin）
**异维A酸、他扎罗汀
等维A酸类药物**

用于痤疮、
肌肤分泌油脂过多等

（acitretin）
阿昔曲
银屑病用药

24日 为什么产后容易长斑？

很多产后的女性朋友，在出了月子之后，总喜欢带着孩子每天外出晒一晒太阳，这样有利于小朋友对维生素D及钙质的吸收。但在经过日晒后，会发现自己脸上出现一块块的色斑，或者原有的色斑颜色加深的情况。这是由于产后女性雌孕激素水平的变化，会影响到皮肤的修复。

另一方面，清洁或是用洁面仪的时候，频繁摩擦更容易在脸上骨性结构的表面引起表皮损伤，在接受紫外线照射后，会更容易起斑。这类斑更多分布在颧骨表面，甚至会到额角等一些比较凸起的位置。

因此，正确的护肤方式是做好物理防晒，这样就可以有效避免产后长斑。

25
日

如何预防妊娠纹？

　　妊娠纹是女性在怀孕期间由于激素水平变化及皮肤张力改变，真皮浅层弹力纤维断裂导致的，除了腹部之外，也好发于孕妇的大腿、腰部、臀部等部位。

　　妊娠纹一旦出现，很难完全消除，可以通过医美治疗淡化。我们更建议在孕前采取相应的预防措施，减少妊娠纹的出现。

怀孕前

❶ **合理运动**：尤其是腰腹部的锻炼，增强腹直肌的力量。

❷ **补充营养**：多吃富含蛋白质、维生素的食物，增加皮肤弹性。

怀孕后

❶ **适度按摩**

❷ **控制体重**：均衡饮食，避免体重过快增长，适度运动。

❸ **使用托腹带**：帮助承托腹部重量，减少皮肤的过度拉扯。

9月

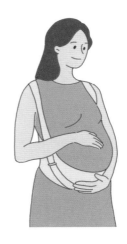

26
日

产后漏尿别担心

有很多朋友会在产后早期出现漏尿的情况，比如在咳嗽、大笑或者打喷嚏这些腹压增加的情况下，出现不自主的尿液流出。

这和怀孕过程中盆底肌承受了胎儿的压力有关，一般在产后一段时间内可以自然恢复。

如果出现了上述情况，可以通过下面的方法促进恢复。

1 物理康复

❶ 凯格尔运动或一些瑜伽运动，可以增强盆底肌弹性；

❷ 在小便时，有意识地停止排尿3—5秒钟再开始排尿，可以控制收缩盆底周围肌肉，提高肌肉紧张度；

❸ 提肛运动，在吸气时缩紧肛门保持5—10秒，呼气时放松肛门，每天坚持多次锻炼，可促进阴道紧实。

2 光电类治疗

包括去正规医疗机构的康复中心，给予阴道内生物电刺激，促进盆底肌肉收缩。

3 手术治疗

如阴道黏膜切除或阴道周围肌肉缝合复位等方式的手术治疗；合并脏器脱垂的情况下，则需要接受盆底手术治疗。

27
日

产后恢复 —— 阴道及盆底组织

女性在产后，外阴和阴道会有一定的恢复周期。

分娩后的外阴

出现轻度水肿，一般2—3周内自行消失。这段时间要注意局部清洁和护理，让会阴部的轻度裂伤或切口在4—5天内愈合，避免感染带来的疼痛与不便。

阴道壁的肿胀开裂一般会在1周左右恢复，而阴道一般产后1天就开始恢复，3—6个月基本恢复。

在恢复期间，也建议女性朋友补充一些含胶原蛋白比较丰富的食物，增加新鲜果蔬的摄入，注意放松和日常保健，避免过度焦虑，以便更快地恢复到产前状态。

28 日 产后恢复 —— 子宫

在怀孕时，子宫体积增大，分娩后子宫肌纤维会不断回缩，逐步恢复到孕前状态。

如果子宫恢复不佳，容易出现下腹疼痛、坠胀等不适感。因此，做好子宫恢复很重要。方法如下：

1 适当运动，产后6—8小时疲劳消除后可以坐起来，第二天开始下床活动帮助恶露排除，另外根据自身身体状态，逐步做一些简单的活动，比如慢走、提肛运动，增加肌肉弹性，加快子宫位置结构恢复正常。

2 局部按摩，四指并拢，用手指指腹在子宫处进行逆时针旋转，每次15分钟到20分钟左右，一天按摩3—5次。不论顺产或剖宫产，都可通过刺激促进子宫收缩恢复，帮助恶露排出。

3 母乳喂养，宝宝的吸吮刺激，会引起子宫的收缩，促进恢复。

4 注意个人卫生，每天清洗外阴，保持外阴干燥，防止炎症发生，有助于子宫恢复。

5 营养调节，适当增加富含蛋白质的食物，避免烟熏和高盐食物，还可以适当吃一些滋补食品。

一般来说，产后一个月到一个半月应禁止性生活，避免因阴道壁内黏膜脆弱导致受伤和引发炎症。

9月

29日

产后恢复 —— 乳房

乳房作为女性的第二性征，除了营造体态美感之外，更重要的是拥有哺育功能，在哺乳期内外观会受到激素的作用而出现改变。

部分女性哺乳期间乳房会变得丰满，日常应该轻柔地用清水或婴儿油擦拭清洁；穿戴恢复胸型的内衣避免下垂；适时排空乳汁减少涨奶；维持干净干爽，预防感染和后期的乳房松弛。

注意喂养宝宝姿势

在喂养宝宝的时候要注意母乳喂养的姿势，左右乳房均衡哺育。

日常应注意运动与饮食

适当做扩胸运动，或上举哑铃动作，锻炼胸部肌肉弹性，并补充蛋白质类食物，帮助乳房恢复饱满坚挺。

注意事项

如果出现产后乳房下垂萎缩较严重，或哺乳后出现乳头过大过长、乳晕过大等情况，可考虑医美整形手术类恢复方法，在专业医生的评估建议下选择乳房上提、隆胸、乳头乳晕缩小手术等，帮助乳腺组织恢复。

30
日

产后治疗 —— 腹部

很多女性朋友在生育之后，会出现肚子皮肤软组织松弛和妊娠纹的情况。

妊娠纹，一般在生产之后一年到一年半的时间内，随着皮肤的回缩，裂开的纹理会逐渐变窄；也可以采用微针、激光类的治疗，帮助皮肤收紧和纹理变窄，达到适度改善的效果。但到目前为止，还没有将妊娠纹完全消除的方法，所以预防大于治疗。

产后腹部的皮肤软组织松弛，主要包括三种类型：

1 确实因为体重增加导致，皮肤软组织弹性还好，但局部的脂肪堆积比较多，如果改善生活方式后仍无法缓解，可以考虑吸脂手术；

➡ **详见8月内容**

2 皮肤软组织松弛。宝宝生出后，皮肤无法很好地回缩，松弛严重的话需要进行腹壁整形手术，在会阴相对较低的地方切口，切除松弛的皮肤后再进行缝合；

3 如果躺下时肚子是平的，但站立时发现肚子鼓出，则可能是由于腹直肌分离导致。这种情况通常是腹直肌在怀孕期间压力的作用下完全分离开了，需要进行手术矫正。通过小切口或内窥镜，把腹直肌重新缝合固定在一起，以确保直立时不会出现腹壁疝而导致腹部膨隆的不良外观。

9月

10月

除皱祛斑，
面部年轻化的方法

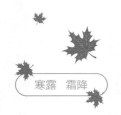

寒露　霜降

金秋十月，秋高气爽

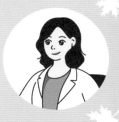

进入十月，天气逐渐干燥，肌肤也会因为干燥、夏季所蓄积的紫外线导致损伤而出现小细纹和暗沉问题。

随着时间的流逝、年龄的增长，除皱祛斑、紧致提升及面部抗衰成为大家普遍关心的面部年轻化需求。

生活美容往往只能起到维持皮肤稳态、减缓皮肤衰老速度的作用；但对于已经产生的皱纹或斑点，通常需要靠医美方法，才能进行有效的针对性改善。

合理医美可以有效改善面部衰老的痕迹：

比如适量的肉毒素、玻尿酸注射，能够帮助我们保持在相对年轻的状态。而大家也要理性看待医美，大部分注射美容通常只能维持一段时间，当药效过去后，我们的皮肤和皱纹会恢复到原来的样子，但并不会变到更差的状态。

除了理性的医美改善、得当的保养方法可以让面部年轻化外，整个人的状态是判断一个人是否年轻的指标，心情明朗、嘴角自然上扬，会让您看起来精神焕发！

不妨约上亲朋好友一起适度运动排汗，不仅有助于舒解压力，更能加速身体代谢能力。

明白每个人都无法避免生理上自然衰老的过程，始终保持学习状态、拥有乐观积极向上的心态，才是提升自己生命质量的最好武器！

除了面部年轻化，良好的整体状态更重要

哪些因素和习惯容易导致皱纹？

1. **先天脸型因素**：脸型较长容易长法令纹；嘴部内凹的朋友更容易出现木偶纹。

2. **日常护理不当**：干燥是皱纹形成的主要原因，不注重肌肤保湿，皮肤长期处于缺水状态的人更容易长皱纹；暴晒、过度洁面、不当使用面膜等都可能造成肌肤缺水，而更容易产生细纹。

3. **面部表情过于丰富**：经常大笑等，容易长鱼尾纹等表情纹。

常见的表情纹

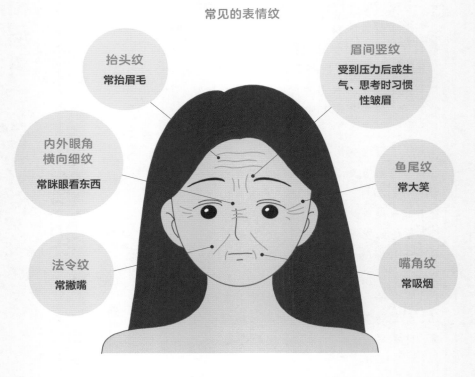

抬头纹
常抬眉毛

眉间竖纹
受到压力后或生气、思考时习惯性皱眉

内外眼角横向细纹
常眯眼看东西

鱼尾纹
常大笑

法令纹
常撇嘴

嘴角纹
常吸烟

日常注意表情管理，可避免表情纹的加深。

不同类型的皱纹，如何区分与护理？

皱纹会让人"显老"，了解皱纹的类型，选择对应的护理方式，才能更好地预防皱纹产生。

不同皱纹之间的基本区别如下。

面部皱纹的类型

对比	表情纹 （动态皱纹）	细小细纹 （静态皱纹）	粗大皱纹 （静态皱纹）
成因	随着大笑、发怒等习惯性的面部表情动作而出现	皮肤表面干燥、紫外线损伤，肌肤弹力下降	皮肤胶原蛋白流失、皮肤老化松弛
位置	额头、眉间、眼角、唇周	全面部	眼周、脸颊、鼻唇部
护理方式	日常抗衰产品及表情管理 可选择肉毒素、玻尿酸注射改善	日常加强保湿 可选择水光针补水修护	可选择玻尿酸或自体脂肪填充改善

总的来说，抗老要趁早，无论是表情纹还是大小皱纹，都需要提前预防，不要等到皮肤松弛下垂、皱纹变明显的时候再去补救，到时候要付出的时间精力和代价会更多。

10
月

3日 面部表情肌肉训练，延缓衰老

锻炼不常用的肌肉，定期进行面部表情肌肉的训练，对于提高面部肌肉含量，支撑面部皮肤有很好的作用。

锻炼表情肌肉的小方法

1 张大嘴，用嘴角发力，发出"一"的声音；

2 手扶额头（微微上提），瞪大眼睛，将眼睛向上看；

3 做微笑表情的同时将鼻子和嘴唇向上提，保持1分钟，重复3次。

4日 医美除皱的原理

对于已出现的、较深的面部皱纹，往往需要通过医美的方法进行改善。主要包含两大类：

1 注射肉毒素

针对动力型皱纹：通过抑制肌肉动作，消除动力型的皱纹；因肉毒素的作用周期有限（通常6个月之内），需定期注射。

2 玻尿酸或自体脂肪填充

主要针对静态凹陷型的沟壑皱纹，比如法令纹。

如采用自体脂肪填充法，则需进行吸脂手术，抽取脂肪后才能进行填充。如采用玻尿酸填充法，局部注射即可；玻尿酸是保湿因子会逐渐被代谢，因此约8个月到12个月后会恢复到注射前的状态。

填充形式	术后消肿时间	效果维持时间	不足之处
自体脂肪填充	一般1—2周	持久（自体脂肪成活后会长期保持）	较难通过一次注射达到理想效果
玻尿酸填充	48小时左右	通常8—12个月	注射材料被吸收后，会恢复原来的样子

除皱针问题合集

1. 除皱针，到底是什么？

除皱针就是大家经常说的肉毒素，作用是让肌肉的动度变小，减少肌肉牵扯皮肤产生的皱纹。

2. 哪些情况可以打？

最早应用于治疗眼部肌肉不自主的痉挛，缓解眼部肌肉一直"跳"的情况。后来逐渐应用于缓解皱眉纹、鱼尾纹等动力型皱纹。

3. 打之前要做哪些检查？

注意避开月经期，需要的时候可以通过超声看看肌肉的位置，之后再根据每个人的情况确定注射点位，尽可能使药物发挥最好的效果。

4. 孕妇可以打吗？

在哺乳期、怀孕期以及在备孕的朋友们，都不建议打。

5. 打完能维持多久？

一般可维持半年左右。

6. 除皱针会有不良反应吗？

如果打到了不恰当的点上，或者是在打针之后不当的护理让除皱针的范围扩散到了不想扩散的地方，就可能出现大家最担心的面部表情变僵的情况。

7. 打除皱针后的注意事项有哪些？

打针之后两个星期内不要蒸桑拿、不要泡温泉、不要自己拿热毛巾去敷打针的部位。但日常的洗澡洗脸都是可以正常进行的。

8. 除皱针能和玻尿酸一起打吗？

除皱针和玻尿酸可同时使用在面部的同一部位或不同部位，如：在额部或眼周应用除皱针，同时在法令纹或下颌部位应用玻尿酸。而在同一部位，也可根据需要使用：如下颌部位，可以通过肉毒素适当松解肌肉，同时注射玻尿酸改善形态。但是对于有些部位，如咬肌等，建议肉毒素注射的部位经过两周，药物起效后，再根据面部轮廓决定是否需要做面部玻尿酸填充。

6日 祛除抬头纹、眉间纹、鱼尾纹、笑纹的注意事项

1 眉间纹（川字纹）

是国家药品监督管理局批准肉毒素的第一个适应证。肉毒素可以很好地缓解皱眉肌的紧张，能够帮助减轻眉间皱纹。当肉毒素的时效作用消失后，有些朋友仍有习惯性皱眉，或睡觉时眉头紧锁，那么川字纹也还会再产生。

2 抬头纹

同样可以通过肉毒素的注射来帮助有效缓解。需特别注意的是：注射的部位不要太低，否则会导致整个上眼皮下垂，睁不开眼睛。需要根据额纹的形状和特点，注射到安全的部位。

3 鱼尾纹

目前临床上使用时间最久的，就是通过肉毒素治疗重度鱼尾纹。适量注射，而不是一味追求皱纹完全消失。如果注射剂量过大，面部表情显得僵硬，笑起来就会不自然。

4 括号纹（笑纹）

通过肉毒素的注射即可缓解，但需注意可能会出现注射后笑容不对称等问题，如同时存在法令纹，可采用玻尿酸填充方式改善。

泪沟、印第安纹的区别与改善方法

1 泪沟

指从内眼角开始，出现在下眼睑的一条凹沟。我们眼睛下方的韧带，随着年龄的增长、皮肤松弛后，韧带处形成凹陷，就形成了泪沟。

想彻底地解决泪沟，需要根据泪沟严重程度判断是否需要手术，选择对应治疗方案。　　　　➡ **详见5月15日—5月17日内容**

2 印第安纹

是颧颊部和眼眶部浅层脂肪之间的间隙，也叫颧颊沟。在面中部通常与泪沟相连，为面部软组织松弛后在颧骨表面形成的沟槽样结构。

➡ **改善印第安纹的方法：玻尿酸或自体脂肪填充**　　**详见10月4日内容**

10月

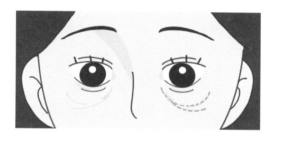

印第安纹填充后，为什么会有黑印？

印第安纹的产生与深层软组织有关，如果填充层次不准确，没有解决深层的问题，就可能出现黑印的情况。

注意事项

颧骨表面有丰富的神经和血管，选择填充治疗需前往正规医院，找专业医生，才能避免栓塞的发生；同时，填充在正确的层次和部位，才能避免后期出现注射物移位等现象。

8日 法令纹的形成与改善方法

　　法令纹也叫鼻唇沟，是从鼻翼两侧延伸到嘴部的两道纹。

　　随着年龄的增长，面部软组织松弛，容易形成法令纹，增加苍老感和严肃感。

对于很轻微的法令纹可以通过以下方式改善。

1. 调节生活方式延缓法令纹加深，避免长期熬夜。

2. 注意日常保湿。不论白天或夜间，在洁面后注意做好皮肤补水保湿的护理；夜间护肤时搭配抗衰护肤品，从嘴角向上轻揉至太阳穴，用指腹轻点按摩脸颊。

对于较深的法令纹，

1. 用玻尿酸或者自体脂肪填充进行改善。　　➡ 详见10月4日内容

2. 光纤溶脂加射频：仅针对面部脂肪多且下垂的人群，通过改善下面部松弛的脂肪等软组织，也可一定程度改善法令纹。

9日 颈纹的形成与改善方法

　　面容很精致，但颈纹明显，会让整体气质下滑。有朋友会疑惑，为什么自己年纪轻轻就有很深的颈纹？

　　颈纹的产生，除了年龄增长导致的皮肤松弛，或结缔组织萎缩外，还可能是日常护肤不护理颈部、急速减肥等导致。

　　祛除颈纹可以尝试以下方法。

1 局部热敷按摩
针对轻度颈纹，适度淋巴按摩，用指关节在颈部做上下方向的轻刮，促进局部血液循环。

2 生活调理
改善仪态，注意不要长期低头，对于伏案工作人群，调节坐姿；日常护肤注意颈部的保湿与抗衰。

3 **医美方法**

针对较深颈纹，可到专业机构或医院与医生沟通后评估，采用注射或激光美容方式改善。

注射类

包括肉毒素缓解颈部皮肤和深层的颈阔肌间较致密的纤维粘连；或通过玻尿酸填充较深的沟壑，以减淡颈纹。

激光类

包括点阵激光或射频紧肤，以刺激真皮中胶原蛋白重新增生、重塑、收缩，使皮肤紧致，达到淡化颈纹效果。

10日 什么是少女针？什么是童颜针？

童颜针和少女针都属于作用于真皮层的针剂，最终的效果为祛皱抗衰及面部塑形填充。两种针剂的区别如下：

项目名称	成分	作用原理	时长
童颜针	左旋聚乳酸	皮下注射，刺激人体自身纤维细胞和胶原蛋白再生，起到结构重塑和容积填充的作用	需多次注射，维持时间2年左右
少女针	70%羧甲基纤维素（CMC）+30%聚己内酯微米晶球（PCL）所组成	皮下层植入材料，部分是可吸收成分，刺激皮肤组织新生胶原蛋白，在主要成分被代谢后，新生胶原蛋白可补充已被吸收的成分；起填充+修复的效果	维持时间1—2年

与所有注射产品一样，少女针和童颜针也需要根据求美者的身体状况进行综合评估后注射在合适的层次、合适的位置。同一产品，如果应用的层次过深或过浅，都可能造成矫正不足或是产生结节。

在正规的医院，通过正规的渠道，才能采购到正规的产品。由专业的医生为您进行注射，才能够达到变美的效果。

眼周小细纹，该如何护理？

就像苹果的果肉水分流失时，果皮会出现一些"小褶皱"一样，面部的小细纹也是由于角质层内细胞缺水萎缩所致，通过每天早晚认真进行保湿护理就可以改善！

注意事项

眼周更易出现"小皱纹"！由于眼周皮肤厚度只有面部皮肤的1/4左右，更易干燥敏感，加上眼部日常运动丰富，通常比面部皮肤细纹出现的时间更早。

中年之后，很多女性朋友眼部会出现浮肿、暗沉、黑眼圈、干纹细纹，甚至皮肤松弛等问题，因此眼周的日常护理十分重要！眼周日常护理四部曲：

① 使用保湿成分、油性成分的眼霜

② 做好眼周防晒

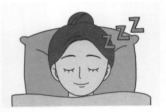

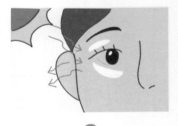

③ 保持充足规律的睡眠

④ 减少不适当的按摩等过度刺激

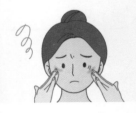

对于日常习惯化妆的人群，应避免频繁化浓重的眼妆，减轻卸妆对眼周肌肤的伤害

眼霜的抗老成分有哪些？

眼霜是大家常用的眼部护理产品，通过补水、保湿等功效，帮助我们进行眼部抗衰。

作用	成分	说明
舒缓滋润	甘菊精华	舒缓淤血，可缓解疲劳和眼部浮肿
	大豆精华（含柔软因子和丝氨酸）	滋润活化肌肤，减少干燥
	复合氨基酸（含丝氨酸、精氨酸、甘氨酸、麸氨酸等）	强化肌肤的涵水保湿功效
	神经酰胺	减少肌肤失水，提高皮肤耐受
	角鲨烷	快速补水、形成保护膜、增强角质层
抗氧化	维生素E酯	抵御环境伤害，帮助抚平细纹
	维生素C	促进细胞新陈代谢，增加皮肤光泽
	咖啡因、茶叶提取物、腺苷	清除皮肤自由基、抗炎消肿
	辅酶Q10/泛醌	针对胶原蛋白流失，提高皮肤生物的利用率
	视黄醇	抵御自由基，减少胶原蛋白分解
除皱紧致	胜肽	改善表情纹、细纹
	玻色因	促进胶原蛋白的再生与合成
	多肽	深度修复，促进细胞生长分裂，加强新陈代谢

10
月

13
日

挑选眼霜也看肤质？

眼周肌肤与面部肌肤有所差异，不同的肤质，需要选择适合的产品，才能有针对性地护理眼周。

肤质	干性	油性	敏感性
特点	眼周易现缺水纹、紧绷感，易老化脱皮，需及时补水和一定的油脂保护	容易长脂肪粒、易出油	肌肤不耐受
选择	乳霜或膏状质地	啫喱状眼霜	不刺激且延展性高的
使用	用指尖温度轻微乳化后，点摩吸收	轻薄涂抹	使用前先做小面积测试

除了肤质特点外，不同年龄阶段侧重不同效果，比如25岁前通常注意基础保湿功效，25—30岁更侧重抗氧化，31—35岁更注重抗衰抗皱，36岁以上针对眼周肌肤问题选择复合效果的眼霜。

14
日

眼周脂肪粒要怎么祛除？

眼周脂肪粒通常是由于眼周毛孔阻塞，局部皮脂堆积形成。产生的原因常常是过度使用霜剂化妆品，阻塞了局部的毛孔和皮脂腺代谢。

眼周脂肪粒要和汗管瘤、睑黄瘤等区别。

如果是很小颗粒的脂肪粒，可首先注意日常不要化妆过于浓重，及时卸妆；选用比较清爽的眼霜进行眼周的护理。如出现增大的趋势，或者脂肪粒较多也不用担心，可到医院通过细针或激光祛除。在祛除脂肪粒之后，眼周会有很小的伤口，出现结痂后等待5—7天自然脱落，其间注意防晒，避免遗留明显的瘢痕。

15日 出现眼部松弛下垂，怎么办？

当发现眼部肌肤明显松垂，需明确原因进行针对性治疗。

1 上睑肌肉力量弱

有睁眼费力感，可适当做抬眼向上看的训练，让眼部肌肉得到锻炼。

2 上睑脂肪过多

造成眼部臃肿的外观，可进行双眼皮手术，切开眼睑皮肤去除多余部分脂肪。

3 皮肤松弛

单纯的皮肤松弛，可通过眉部的切口或上睑切口进行改善。

4 日常抗衰护理

减少熬夜、不必要时尽量少接触电子产品以减少眼睛疲劳，眼部热敷加快局部血液循环，选择合适的眼霜。

16日 造成面部松垂的原因有哪些？

下垂是由于真皮弹性减弱，皮下脂肪出现移位，如腮部近嘴角处等。

面部松垂的表现

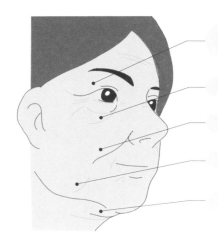

a. 眼角或双眼皮开始下垂，有轻微"三角眼"现象

b. 出现泪沟、印第安纹

c. 嘴角周围出现木偶纹或法令纹

d. 面部轮廓线不清晰

e. 双下巴，两腮软组织松垂

脸部松垂，感到衰老危机怎么办？

如果出现了一定程度的下垂，可以通过以下方法改善。

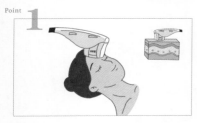

激光、射频

无论是超声刀、热玛吉、热拉提，还是点阵激光等，都可以帮助适当地收紧皮肤软组织。

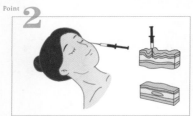

注射、填充

如肉毒素注射，改善面部松弛的情况；玻尿酸或自体脂肪填充等方法，让面部软组织更加饱满。

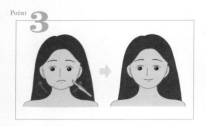

传统的提拉手术

如羊腮这类很严重的皮肤软组织松垂情况，建议手术治疗。

综上，针对不同的皮肤软组织松垂情况，医生会根据每位求美者上面部、中面部、下面部的状况做出评估，再为您选择对应的微创、无创或有创的治疗方案。

面部按摩、徒手整形有用吗？

　　面部按摩、面部瑜伽或徒手整形，其实只能起到按摩的作用，并不能起到整形提升的作用。

　　首先，成年人的颅骨是封闭的，并不能轻易通过徒手按摩改变骨骼形态；决定面部形态的，除了骨骼形态，还有脂肪和肌肉。市面上宣称的"整骨"，实际是通过强压力，短时间内使脂肪和肌肉的形态发生改变。而人的面部骨骼结构精密，如果过程中感到剧烈的疼痛、造成关节损伤，还可能引起咬合问题、脸歪等；过度用力挤压、揉搓肌肤，也会加速面部皮肤松弛和老化。

　　其次，日常生活美容面部按摩提拉后，都会产生非常短时的提拉效果，但并不足以对抗生理上的衰老；因为脸部按摩无法改变肌肉的习惯动作。但采用合适的手法、配合保湿抗衰产品，可以一定程度改善肌肤的柔润度。

　　日常使用按摩手法或美容仪器护理脸部时，需注意：

　　力度务必轻柔！避免让皮肤出现较强的拉扯感。

　　可用指腹循环按摩面部，在容易产生皱纹的位置使用护肤品轻柔按压，如：额头和面颊，逆重力方向配合保湿产品轻轻打圈按摩；眼周和唇周，同方向轻柔打圈并以指尖跳按进行舒缓。

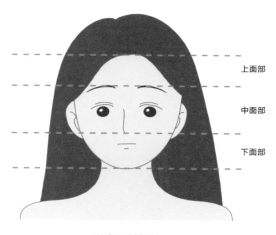

上面部

中面部

下面部

面部区域划分

光子嫩肤，可以抗衰老吗？

光子嫩肤通过光热作用，击碎色素颗粒，有助于激活皮肤中的成纤维细胞，增加胶原纤维、弹力纤维，从而一定程度上增强皮肤弹性。

适合人群

1 面部雀斑、晒斑、老年斑等；

2 面部皮肤粗糙、毛孔粗大，有痘印的人群。

做完光子嫩肤后约1周显效，一般表现为：肤色提亮，毛孔变细。可多次治疗，但每次治疗需间隔至少4周，才能保护皮肤的代谢平衡。

注意事项

光子嫩肤后注意严格防晒，24小时内不要化妆，避免用手触摸、揉捏治疗区域。

不适合人群

1 光敏感者（皮肤晒后会出现红斑、瘙痒）及近期有服用光敏感药物、异维A酸等药物的人群，治疗后易出现皮肤损害；

2 面部患急性炎症的人群；

3 一个月内有过阳光暴晒史人群，皮肤状态不稳定的人群；

4 治疗部位有皮肤感染者；

5 患有癫痫、糖尿病、血液病及凝血功能不正常、严重的心脏病、高血压的人群；

6 孕妇（妊娠期）、哺乳期妇女。

水光针，可以作为保养抗衰项目吗？

Q 水光针多久打一次？

A 取决于水光针里面加的是哪些成分，如果成分维持的时间较长，就没有必要频繁治疗；如果是代谢较快的药物，建议1个月以上再进行第二次治疗。

Q 光子嫩肤和水光针哪个更好？

A 两种治疗原理不同，可根据自身情况，找医生进行询问后，选择合适的治疗方法。光子嫩肤，用的是激光，通过光热效应去除红血丝，或是改善毛孔粗大等。水光针是通过物理的刺激和药物的作用来改善皮肤状态。

Q 激光和水光针治疗可以同时进行吗？

A 不可以！
求美者很容易进入医美误区：希望快速达到多种效果，想把好几种治疗一次性开展。

> 大杂烩式的美容治疗其实是医生不提倡的。

在激光治疗后，皮肤会产生一定的热损伤，如果这种热损伤没有恢复，就再接受其他的针刺，或是其他药物，一方面会加速药物代谢，另外一方面也可能给我们的皮肤带来难以承受的伤害，导致皮肤敏感等症状。所以请一定要跟医生沟通清楚您的诉求，建议有序开展不同的美容治疗项目，以保证获得最好的美容效果。

21
日

线雕，适合什么症状？

　　线雕（埋线提升）是一种微创的提拉整形手术，原理是通过在面部（皮下脂肪层和面部表情肌之间）植入一定数量带有倒刺的线材，利用锯齿线对组织的提拉作用达到面部提升的效果。

1 适合症状
主要取决于到底有没有松垂的组织值得提上去。比如医学上讲的"羊腮"相对适合用线提拉，但对于特别松弛的组织，维持的时间较短。而单纯的皱纹就没有必要采用线雕。

2 维持时间
因人而异，一般在半年到2年之间。

3 注意风险
单次埋线不宜过多，如果植入过多的线材，可能导致肿胀严重，恢复期过长及其他并发症。

4 术后注意事项
治疗后恢复期通常7天左右。

术后48小时

冰敷及面部适当包扎，
针眼不要沾水；

术后3天

食用清淡、柔软、易咀嚼的食物；

术后7天内

避免大笑、过度张嘴等表情，避免大力咀嚼，避免按摩面部。

顺向倒刺，提拉组织

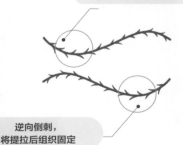

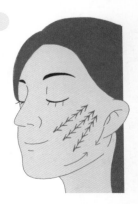

逆向倒刺，
将提拉后组织固定

22
日

为了抗衰提拉想直接做拉皮手术？
需根据衰老程度选择

　　医疗技术日新月异，有很多非手术治疗的方法，可以帮助大家达到面部年轻化的效果。

　　而拉皮手术其实是一种创伤较大的手术，通常需要通过耳前联合耳后的切口，将面部皮肤打开后进行整体分离再拉上去，去除"多余的"皮肤再进行缝合，需要避开重要的血管，避免过后的血肿；避开重要的神经，避免神经损伤。

　　即便是非常严重的松垂，求美者也应当在选择手术前先进行详细的评估，判断是否只有通过拉皮手术才能达到理想的提升效果，同时了解自身是否有足够可提拉的皮肤组织，避免盲目接受手术。

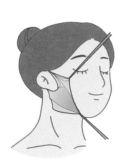 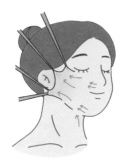 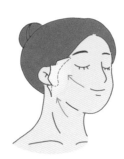

哪些人群较容易长斑？

我们在三月学会了分辨面部斑点类型，那么哪些人更容易长斑呢？

1 遗传因素

雀斑形成的重要因素就是遗传，在幼年期开始长，青春期最多。

2 日晒

长期紫外线照射，让黑色素细胞活跃，产生色斑，还容易加速皮肤老化。

3 内分泌失调

容易引起女性黄褐斑，长期内分泌失调会出现皮肤暗沉等现象。

4 滥用护肤品

护肤品使用不当，皮肤受刺激导致色素沉着。

皮肤是人体新陈代谢的重要器官，不论是外界不良刺激，或身体内代谢的因素，都可能引起色素沉着，导致长斑。

哪些斑会自己消失？

后天因环境刺激产生的色素斑，可以通过改变环境，配合自身护理，使其逐渐淡化或消失。

受紫外线刺激后产生的雀斑、晒斑；皮肤炎症后的色素沉着，如新生成的浅层痘印；化妆品过敏导致的色素皮炎。对于这一类色素斑，需要对皮肤消炎镇静，做好防晒和补水，日常保持良好作息，增加食用含维生素C的蔬果，逐渐让皮肤恢复正常状态。

对于因妊娠、激素等药物导致的内分泌失调产生的色素斑，如黄褐斑，也可在激素刺激消失，如停药或妊娠期结束后，待内分泌平衡后逐步淡化。而对于先天遗传，或已经形成很深色素沉淀的斑，自然消失的可能性极低，建议到正规医美机构展开治疗，以达到良好的祛斑效果。

祛斑可以选择的医美项目

　　对于难以通过生活习惯的调整和日常护理达到淡化和消退的色斑，或者想要快速达到祛斑的效果，可以选择一些医美项目做适当的治疗。

色斑类型	雀斑	晒斑	黄褐斑	咖啡斑	老年斑	真皮斑
可选项目	光子嫩肤		皮秒、激光	皮秒	强脉冲光	皮秒、激光

　　医美祛斑后，面部轻微发红是正常的，可用医用面膜缓解和补水，7天左右可能出现结痂，不要用手抓挠，待其自然脱落。日常做好防晒，避免吃刺激性食物。

　　以上只是可以选择的项目汇总，但自己是否适合、应该选择怎样的治疗方案，因人而异，还是强调大家一定要到正规的医美机构，让医生面诊后评估确定，以达到安全变美的目的。

真皮斑的护理

　　真皮斑在医学上通常称为真皮的色素沉积症，色素的发生和产生都在皮肤深层，祛除是比较困难的。

　　可以通过激光，结合一些口服药物和外涂药物，逐步减淡真皮斑。需要避免因过度的激光照射而产生色素沉着或反黑现象。

　　在治疗之后，皮肤可能有轻微结痂，一定要做好保护，避免用手搔抓或撕脱而导致色素沉着。在结痂脱落之后，也一定要做好严格的防晒，才能避免日晒诱发复发的可能。

老年斑的形成与治疗

27 日

老年斑多发于40岁以上人群，随年龄增加而加重。

老年斑的形成

主要与皮肤老化、遗传易感性有关。另外，长期日晒可能会诱发和加重老年斑。老年斑表现为大小不等的斑、扁平丘疹或斑块，除手掌、脚底和口腔黏膜外的其他任何皮肤表面都会发生。一般无症状，部分可能伴有瘙痒或疼痛感。

老年斑的治疗

医美上常采用强脉冲光对较薄的老年斑进行治疗，安全性高且无瘢痕；对于较厚的老年斑，一般用超脉冲二氧化碳激光。对于比较严重的角化凸起、破溃和红肿的患者，则需要手术切除治疗。

脸上的小黑点，是痣还是斑？

28 日

脸上的黑点，容易对容貌产生影响。很多求美者想要祛除这些黑点，首先我们要区分出它们究竟是痣还是斑，才能选择合适的方法。

区别	痣	斑
分类	皮内痣、交界痣和复合痣	多类，详见3月7日色斑介绍
观感	颜色棕黑，单颗出现，平扁或略凸出皮表	色偏黄或淡褐，可能成片，不会凸出
护理	一般不需要治疗，避免频繁摩擦。有需要可诊断后进行激光祛除。如怀疑有恶性倾向，应及时就诊，手术治疗	可激光治疗

必须祛除的几种痣

无论是面部还是身体上的痣，出现下列这些情况时，需要及时就医。

1 痣的外观不对称

稳定的痣是中心对称的，如果您发现痣的外观不对称了，有可能是痣细胞在向外扩散；

2 痣的边界不规则

如果您发现痣的边缘不光滑规则，而出现了"犬牙交错"状，也说明痣细胞正在向外不规则生长；

3 痣的颜色突变

痣的颜色突然加深或变浅，或者呈现深浅不一的颜色，常表示痣细胞在快速生长；

4 痣的直径变大

直径大于5毫米的痣恶变可能性较高，如果观察到还在持续增大，则尽早就医；

5 出现不适

痣出现局部发红、发痒，或破溃不愈，建议尽早治疗；

6 位置不当

生长在易受到挤压和摩擦的部位，如腹股沟、腋窝等，不停刺激容易出现恶化，建议尽早祛除。

生活中需要注意观察痣是否出现以上变化，避免痣的病变。

脸部祛痣，选手术还是激光？

直径超过3毫米，或者已经凸起在皮肤表面，或者表面长有毛发的痣，通常建议手术祛除，切除后注意保持切口干燥、定期换药，做好局部防晒，这样不易遗留明显的疤痕；而针对非常小、浅表、不凸起的痣，可以采用激光祛除。激光治疗后表面会有结痂，术后恢复期间避免桑拿、温泉、热敷等，等结痂自然脱落后再做好防晒。一般激光祛痣也不会遗留明显的瘢痕。

不论哪种方法，都需要大家前往正规医疗机构或医院进行治疗。

脸上长满"小肉点"，可能是扁平疣

如果发现脸上出现了肤色或淡褐色，表面隆起、粗糙，呈圆形或椭圆形，米粒或黄豆大小的小肉点，一个个独立且密集存在，质地较硬，有时会有轻微瘙痒感。那您可能需要做扁平疣的检查和治疗了。

扁平疣，是病毒感染皮肤导致，任何年龄均可出现。免疫力低下者更易患病。

如已确诊，根据医生的评估进行外用或口服药物，或者激光等方式治疗。

> **扁平疣会传染吗？**

会。
因为是病毒感染导致，已经出现疣体即可能局部播散。因此，注意不要过度使用搓澡巾，避免皮肤损伤后导致疣定植感染。

日常注意

● 饮食上少吃过敏性发物，如海鲜等；忌烟酒；增加食用新鲜果蔬，均衡营养。

● 适当进行体育锻炼，增强自身免疫力。

● 避免疣附近的皮肤破损，减少使用搓澡巾等。

● 避免皮肤受伤，阻挡病毒入侵。

如果您发现面部长了很多丘疹，区分扁平疣和汗管瘤的方如下。

区分	扁平疣	汗管瘤
发病原因	病毒感染	皮肤良性肿瘤
多发部位	面部任何部位	多发于双侧眼睑，尤其在下眼睑，偶尔出现在外阴部
颜色区别	肤色或淡褐色（偏褐）	肤色或黄褐色（偏黄）
形态质地	米粒或黄豆大小，质地较硬	小米粒状小结节，质地稍硬
自觉症状	偶尔瘙痒	无症状
抓挠反应	沿搔抓轨迹可出现相似的赘生物	无反应
自愈性	可能会消退	不会自行消退

　　以上仅就两种病症做简单对比，建议进一步到医院诊断，根据医生建议采取相应的治疗。

11月

身体、头发、手足
的养护

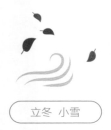

立冬 小雪

从干燥到阴雨寒冻

渐入冬季，从干燥到阴雨寒冻。

冬季皮肤的皮脂和汗液分泌减少，头皮及身体如果没有及时做保湿护理，很容易产生肌肤的干燥脱屑，影响美观；严重时还会出现瘙痒或因干燥引起湿疹，影响生活质量。

尤其是手部与足部的皮脂和水分含量少，到冬季如果护理不足还会皲裂或长冻疮，因此提前做好防御很重要。

冬季气温低，肌肉血管收缩，运动不当更容易拉伤，还可能出现冻伤、感冒、头痛等情况。本月我们分享一些冬季运动的注意事项，共同健康变美。让身体、头发、手足得以养护，美好就藏在这些小细节中。

本月，让我们的身体暖起来，更水润。

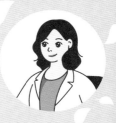

冬季寒冷干燥，提前做好预防很重要

1日 长期吃素会让皮肤变好？

想要靠单一的饮食来达到美白、瘦身、护肤等目的，都是不现实的！很多人认为，相比起肉食，素食"低热量"、利于减肥，让身体更轻盈。

适量的素食的确有助于身心和皮肤的健康。但是，如果素食的饮食结构不合理，不仅不能改善皮肤状况，还可能会导致营养不良，出现脱发、皮肤粗糙、贫血，甚至内分泌紊乱等现象。

因此，为了整体的健康状态，建议大家均衡饮食！每个人的体质不同，选择适合自己的饮食方式，身体健康才是最重要的。

2日 高蛋白食物辅助美容

让皮肤自然变好，内调食养是优选的方法。

生活中很多食物含有丰富的蛋白质，日常适当补充，可帮助皮肤更显弹力细嫩。比如：

羊 肉

冬季温补的好食材，肉质细嫩，脂肪与胆固醇含量较低，有丰富蛋白质。适当补充有促进血液循环的作用，从而使面色红润。

三文鱼

三文鱼在鱼类中含OMEGA-3脂肪酸最高，有滋润保湿功效，其含有的虾青素能延缓皮肤衰老。

蘑 菇

高蛋白、低脂肪，富含氨基酸、矿物质、维生素和多糖，其含有的粗纤维和木质素还能帮助肠胃蠕动。

黑芝麻

很好的食疗品，除高蛋白外，还可以维持皮肤健康，滋养皮肤中的胶原纤维，改善皮肤弹性，增加柔嫩光泽感。

黑 豆

除蛋白质外，还含有较多的钙、磷、铁等矿物质，胡萝卜素及高含量的B族和E族维生素，对活血、美肤有很好的功效。

牛 奶

所含铁、铜和维生素A有光润皮肤作用，乳清对面部皱纹有消除作用。

3日 放松身心的变美方式：泡温泉

天气转凉，泡温泉是种放松身心的休闲方法。对于女性朋友而言，还能在舒服享受的同时变美。

天然形成的温泉，泉水中都含有一些特殊的化学物质，会对我们的皮肤和身体产生有益的效果。根据所含的物质，温泉水会有不同的效果侧重，这些物质大多会经皮肤渗透到体内，促进血液循环，改变皮肤酸碱度。以下是几种常见物质：

碳酸泉	**食盐泉**	**硫矿泉**
气泡膜刺激神经末梢，调节神经痛，改善关节痛。	改变皮肤渗透度，防止皮肤老化。	影响皮肤免疫系统，软化皮肤角质，对部分慢性皮肤病有改善作用。

适当泡温泉能够帮助打开毛孔，有一定的美容效果。

泡温泉前后注意事项

泡温泉前

1 仔细清除彩妆。让毛孔变干净，加速循环。

2 先沐浴再进入汤池。最好洗5—10分钟，清洁身体的同时，让身体从低到高适应水温，逐渐提高血液循环。

泡温泉时

1 每10分钟休息1次。高温泉水每次浸泡不宜过久，容易造成虚脱。视身体状态，每隔5—10分钟，缓慢起身冲水，让身体得到休息和缓冲，如此反复2—3次。尤其干性皮肤者在冬季泡温泉，时间不宜过长。

2 备饮用水随时补充水分。切不可饮酒、咖啡、浓茶等，避免增加心血管负担。

泡温泉后

1 泡汤完毕先拍化妆水。起身冲水后，为了不让矿物质成分流失，将化妆水以轻拍方式渗透皮肤，使肌肤更润泽。

② 敷面膜或按摩。可在身体有热感时，敷保湿面膜舒缓面部皮肤并清洗护肤；可用按摩油为手足按摩。

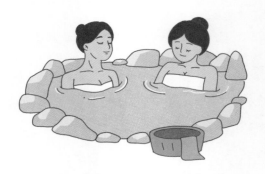

女性朋友注意以下这些时期，避免温泉度假。

① 经期及临近月经前几天或月经刚结束时最好不要泡汤，避免造成阴道感染。私处有炎症时不建议泡汤。

② 刚做完医美的朋友注意：做完肉毒素、玻尿酸等注射类医美后，2周内不要泡温泉、蒸桑拿。

冬天皮肤干燥怎么办？

干冷的天气让皮肤水分流失加快，如果不注意防护，很容易出现皮肤干燥、脱屑甚至干裂的问题。日常生活中养成好习惯，帮助肌肤更水润。

① 每天早起后喝杯淡蜂蜜水，饮食适当增加蔬果，白天注意饮温水，补充身体水分；

② 注意皮肤清洁不要过度，清洁后根据皮肤状态选择保湿霜、润肤乳等做好保湿护理；

③ 给环境加湿，冬季室内的暖气、热风，会增加空气干燥度，使用加湿器，或在室内静置一盆清水，增加室内湿度；

④ 穿亲肤的贴身衣物，减少干燥季节里衣物对皮肤摩擦造成的损伤；

⑤ 如出现全身瘙痒，且出现米粒状红疙瘩，很可能是干燥引起的过敏反应。此种情况，建议到医院排查过敏源避免持续接触，遵医嘱使用一些外涂药物（维生素B₆软膏、尤卓尔软膏、地奈德乳膏）或口服药物（氯苯那敏、氯雷他定片、西替利嗪等）进行抗过敏治疗。其间注意饮食，不吃辛辣和海鲜等容易引起刺激过敏的食物。

注意事项

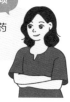

如果已经出现皮肤干裂的情况，可以在医生指导下，涂抹药膏治疗，选择保湿度高的霜剂保护皮肤。

5日 头皮屑，是怎么产生的？

头皮屑是头皮的代谢产物，少量存在是正常生理现象。

但如果出现大量头皮屑，影响美观的同时会带来生活困扰。

为什么会出现大量头皮屑，应该怎么防范呢？简单说，头屑异常就是头皮代谢异常。

以下这些因素可能造成头皮损伤。

● **头皮干燥：** 过度清洁对干性头皮产生刺激引起脱皮；紫外线照射或暴晒；

● **清洁不当：** 头皮油脂分泌旺盛；洗护发、定型产品残留；

➡ **正确洗头方法** 详见4月28日内容

● **头皮炎症：** 皮脂过剩、干燥加剧、红肿发痒；毛囊油脂变干后则会形成一块块的污物；

● **生活规律紊乱：** 暴饮暴食、压力、睡眠不足导致内分泌失调，头皮代谢减慢，形成头屑；

● **细菌、霉菌：** 头皮防御力下降，枕头床品环境细菌感染；如伴随真菌感染，出现头癣等问题，则需前往医院治疗。

6日 养出健康头皮，秀发清爽有光泽

想要摆脱头屑，拥有一头干净有光泽的秀发，头皮健康是关键。

日常头皮养护指南

1. **改善生活习惯：** 劳逸结合，避免熬夜；均衡饮食，避免暴饮暴食。

2. **及时解决头皮炎症：** 注意个人卫生，洗发护发后需彻底冲洗干净，尤其注意发际线、耳朵周围、头顶处！

注意事项

当出现红肿渗液、瘙痒脱发等头皮炎症反应时，应及时前往正规医院皮肤科就医。

3. **洗发水的选择：** 根据季节改变，选择温和无刺激的洗发水；两种或多种洗发产品交替使用。

4. **洗发频次：** 根据自身皮脂分泌情况，通常每周洗发频次不超过4次；但油脂分泌过于旺盛的可改善生活方式后循序渐进调整。

5. **头皮按摩：** 清洁双手后，适当按摩头皮，促进毛囊健康和油脂平衡。

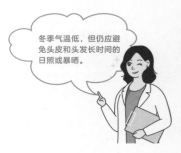

冬季气温低，但仍应避免头皮和头发长时间的日照或暴晒。

7日 了解染发成分，安全美发

由于染发剂是被允许添加一定量的重金属、苯二胺和非那西汀等易引起皮肤过敏的成分，为了安全美发，提醒大家：

1 控制染发的频次

头发生长有一定的周期，因人而异，但为了秀发的健康，建议大家不要过于频繁地改变发色、反复漂染等。

2 染发剂切勿混着用

同时使用不同品牌的染发剂，可能引发化学反应，增加致敏风险。在烫染过程中，光电仪器和染发剂应远离头皮，减少毛囊损伤。

3 使用正规的产品

选择正规厂家生产的染发产品，并且认真了解染发剂的成分，尽量避免非那西汀这种风险成分。

4 染发前，一定要做过敏测试

皮肤敏感人群，在染发前先做过敏测试能提高染发的安全性，也可在发际线区域、前额、面部轮廓至耳后及头皮处涂一层（霜剂）润肤产品，避免染发剂直接接触皮肤，降低过敏反应的出现。

8日 染发前，不宜洗头

头皮上的油脂和脱离的角质层，能一定程度上起到隔离染发剂的作用，降低对头皮的刺激感，因此建议大家在染发前1—2天不要洗头。

此外，为了保持染发剂和头发之间的固色，让染色更持久，一般在染完头发之后的3天内也尽量不要洗头，避免褪色，影响染发的效果。比起自然的秀发，染完后的头发更需要特殊的护理，才能保持光泽感，为气质加分。

9日 烫染后头发干枯、断发，如何护理？

　　无论是烫发还是染发，都是通过光电的热刺激或者化学制剂的漂染来改变头发的自然形态，对发质的影响很大。烫染后的头发容易干枯毛糙是普遍问题，该如何护理呢？

烫染前的护理

　　在决定烫染前2周左右，在洗护头发时可适当增加护发素、发膜的使用频次，加强毛鳞片的保护作用，降低烫染对发丝产生的刺激。

烫染后的护理

　　选择弱酸性洗发水，清除头发上的化学残留；搭配使用护发素、发膜。如果头发干燥得厉害，还可前往专业的美发店接受水疗护理，进行受损发质的修护。烫染发后日常在发梢处涂抹护发精油。

　　另外，紫外线的过度照射也容易加剧头发干燥，出门尽量做好打伞、戴遮阳帽等防晒措施，也有利于干枯头发的改善。

10日 拿什么拯救后移的发际线？

　　发际线也是颜值线，在面容整体视觉感官上发挥着重要的作用。发际线后移，是指额部最外沿的头发，因先天因素或脱发等原因，不断后退的现象。当发际线不断后移，会影响到面部的整体美感，也预示着一些身体健康隐患。

　　除了有意识地减轻压力，也可以对一些生活细节做调整，比如选择合适的洗发水、护发素，减少高油脂、刺激性食物摄入，避免过度烫染发和过紧扎头发，保持正常作息等。

　　以下治疗方法，可以帮助重构发际线。

1. 药物治疗促进毛发再生

　　更多针对激素影响的脱发，在医生的诊断下，通过外用或口服药剂，促进毛发再生。

2. 激光促进生发

通过激光对毛囊的温热刺激，增加头皮血液循环，使头发生长。

3. 植发

普遍适用，效果比较明显，需要到正规的医疗机构进行。

头秃，严重脱发怎么办？

脱发的原因：一种是敏感性毛囊，油脂分泌过多出现脂溢性脱发；另一种是由于压力过大或激素分泌失调造成的。

男生跟女生脱发的特点不太一样，女生的脱发类型为"普秃"，即整体发量的减少；男性的脱发部位则主要集中在头顶，叫作"地中海型"的脱发，枕部和两鬓发量是比较充足的。

针对脱发问题，首先建议大家到医院检测头发和毛囊的状态。

如果出现油脂分泌过度旺盛的情况，不管是雄激素引起的还是毛囊炎症引起的，可以有针对性地进行激素拮抗或治疗毛囊炎症，初步改善秃发，包括外涂药物或口服药物改善雄激素对毛囊的作用。

如果情况比较严重，推荐进行植发治疗，在两鬓或枕部摘取一定单位的毛囊，种植到最需要头发的头顶以及发际线的位置来改善整体的外观。

延展阅读

如果是烫伤型脱发，可以这样治

头部烫伤后形成的瘢痕性脱发，请务必选择一家正规医院，做好心态调整，遵医嘱进行周期治疗。治疗一般有两种方法：一种是植发治疗；另一种是通过手术在头部植入一个扩张器，就像一个气球一样慢慢打水，让它鼓起来，当正常的头皮多出来之后，把瘢痕的皮肤去除，再把正常的皮肤缝合起来，就可以解决瘢痕性脱发。

12
日

植发手术安全吗?
新生头发跟原来一样吗?

　　植发是相对成熟的手术,但要注意和医生充分沟通,保证种植的毛发有一个好的生长方向,以及通过一些参差不齐的设计让毛发的轨迹相对自然,防止毛发过度整齐形成不美观的效果。

　　在植发之后,早期会出现毛发脱落,之后成活的毛囊将会长出新的头发。新长的头发与原来相比更细,主要是因为植发所用的毛囊单位,是由本来有头发的地方摘取的,不管是颞区还是枕后,其毛囊特点会跟原本供区的毛发特点一致,不会完全和种植区的一致,因此移植毛发的质地会跟原来的头发有所差别。

　　此外,头皮的健康程度也决定了再生毛发的健康程度,所以建议植发之前,先进行头皮健康状况的评估,以及进行头皮毛囊炎或皮脂腺发炎等炎症的处理,再接受植发手术。

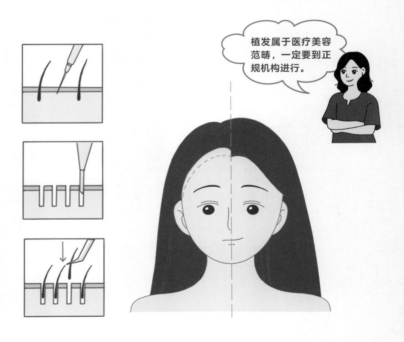

植发属于医疗美容范畴,一定要到正规机构进行。

13 植发机构如何选择？

日

大家日常生活中肯定见过铺天盖地的植发广告，选择正规的植发机构至关重要。

● 机构是否术前对头皮进行详细的检测及出具分析报告；

● 货比三家，评估不同机构给出的植发方案和价格；

● 上网核查机构与手术医生有无相关资质。

14 这6点做好，双手肌肤会发光

日

手是女人的第二张脸。双手最常暴露在各种环境中，很容易受外部刺激，因此更需要我们的呵护。日常做好以下几点，帮助保养双手肌肤。

11
月

1 宜温水洗手
太凉或太热的水都会对手部皮肤产生刺激，过热的水还容易引起烫伤开裂，导致更多皮肤问题。

2 常涂护手霜
手部肌肤最需要的是保湿滋润，选用有保湿剂的护手霜，避免皮肤干燥皲裂。常见的保湿有效成分有：甘油、凡士林、硅胶油、脂肪酸类、维生素E等。

3 减少触碰洗涤用品
做家务时戴上手套，减少洗涤剂、洗衣粉、消毒剂等有刺激性化学成分的用品直接碰到皮肤。

4 常做手指活动
保持双手灵活性、协调性，强健手部关节、促进血液循环。

5 密集护手
1周1次手膜，让双手更细嫩。也可睡前厚涂护手霜后带上一次性手套，或适当用毛巾热敷。

6 正确处理手部皮肤异常

手指倒刺不要直接撕扯，用指甲钳剪去后做好补水保湿护理；如出现脱皮、长疮等皮肤问题，排查原因，遵医嘱做相应治疗。

15
日

涂好护手霜，指如"削葱根"

涂护手霜时，根据皮肤状态，取足够的量，先手背相互涂抹，再用手掌交互抹开。

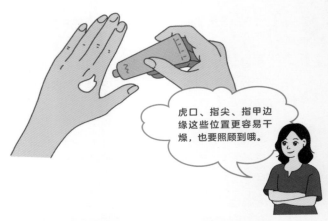

平时随身携带一支护手霜，只要感到手部干燥了，就马上补涂，让双手始终保持滋润。

护手霜也能美甲。

健康的指甲，是能呈现自然光泽的。巧用护手霜，让您的指甲为美加分。

晚上休息前，先用温水清洗双手，擦干水分后，用滋润度高的护手霜护手后，再取适量涂抹在指甲上，按摩甲周帮助吸收。持续一段时间，您会发现，手指不仅不会长倒刺了，指甲也变得更有光泽了。

16
日

手部放松“保健操”

我们的双手有很多经络，日常经常做几个按摩小动作，可以在灵活关节的同时，轻松保健。

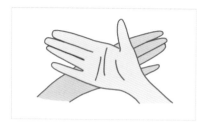

互擦手背、手掌。
一手手掌放在另一手手背上，两手指方向相反，两手展平，以均匀速度相互摩擦30次。然后换手掌手背再做一次。

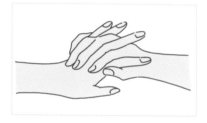

互搓指侧。
两手手心相对，十指交叉，互搓30次。

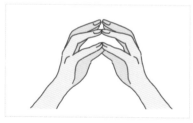

顶指尖。
两手呈爪状手心相对、指尖对碰，用力相顶30次。

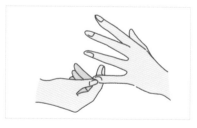

旋拧手指。
用一只手的拇指和食指指腹去转动另一只手指的关节，可以旋转按压、搓擦按摩，连续做15到20次，两手交替进行。

17
日

频繁美甲，易形成灰指甲？

灰指甲的形成，主要是由于致病性浅真菌感染指甲和甲板下软组织，让指甲增厚、变色、污浊、疏松。发病从甲边缘开始，向内延伸，可以传染到其他指甲或手足部，甚至引起手足癣。

如果在美甲过程中指甲及周围皮肤经常受到打磨、拔、挫和化学美甲剂的刺激，指甲周围皮肤容易损伤，特别在甲边缘出现伤口时，如果碰上霉菌，指甲无法抵抗侵害，容易感染灰指甲。另外，如果使用不合格的指甲油，经常使用去光水（卸甲水）等也容易损伤我们的指甲。

18
日

指甲长到肉里了该怎么办？

指甲长到肉里，叫作"嵌甲症"。

日常我们剪指甲，应避免剪得太短，同时剪成方形更能保护甲床和甲沟，避免嵌甲症发生。

嵌甲症轻症时，可以用热水泡软指甲后，把嵌在肉里的指甲抠出来，剪掉甲尖。

如果伴随局部肿痛、流脓，可能有甲沟炎，需要到医院做排脓消炎治疗。

如果比较严重，持续时间久，应尽早治疗，避免引起指周感染甚至指甲变形。必要时需要拔甲治疗，用激光或手术切除指甲后，对周围甲板做灼烧，定期复查，等待新甲正常生长。

19
日

冻疮怎么防治？

　　进入寒冷时节，很多朋友会在手指、手背、面部、耳廓、鼻尖、足趾、足缘、足跟这些部位出现红肿发痒、有灼烧感，或者蓝紫色有疼痛感的皮损，严重时还会出现水疱、溃疡，这往往是冻疮的临床表现。

　　冻疮发作时很难受，也会给工作生活带来不便。我们应该怎么做好防治呢？

　　预防角度，应注意：

- 做好保暖，特别对于易发部位，可以涂一些防冻霜；
- 注意保持衣物的干爽，避免让皮肤长期处于湿冷环境下；
- 衣服鞋袜不要过于紧身，容易导致局部血液循环不良，增加冻疮发病可能；
- 注意增强体质，加强锻炼和保持营养，提升自身机体耐受；
- 受冻后，避免立即热水浸泡，而应该让身体逐渐回暖。

　　治疗角度，应注意：

　　如果已经长出了冻疮，不要用水烫、用手抓挠，应保持患处温暖干燥，防止溃烂加重病情；皮肤未溃破者可以使用冻疮膏，皮肤破溃者应在医生指导下做药物治疗，避免引起其他感染。

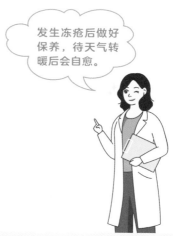

发生冻疮后做好保养，待天气转暖后会自愈。

11
月

寒从脚心起，如何让脚暖起来

让脚暖起来，全身才会暖起来。脚暖让免疫力与循环变得更好，气色自然更好。

下面介绍几种足部保暖的好方法。

1 睡前泡泡脚

一方面得到放松，有助睡眠；另一方面能促进腿部血液循环，提高体感温度。根据自身的身体状况，可搭配艾叶等草药包。注意不要一次泡脚太长时间，以身体微微发热为好。

2 穿袜保暖睡

泡完脚，擦干水分后，趁足部暖热套上柔软的棉袜，使双脚在睡眠中保持舒适的温热感，能提高睡眠质量。

3 起床动脚趾

起床前在被窝里上下活动脚趾20次，慢慢用脚踝正反画圈各10次，收紧放松大腿10次，加快血液循环，下床后不会感觉太冷。

4 鞋袜合适穿

除选择柔软、保暖性好、大小合适的鞋袜外，还可以增加吸湿鞋垫，让足部保持温暖干燥。

5 适当做运动

每天保持半小时的走路或慢跑，增强体质，提升对温度变化的适应力。

脚后跟起皮、开裂，如何护理？

想要避免脚后跟干裂，可以这样做。

1 温水泡脚

出现脱皮或开裂时，泡脚水温度不宜过高（40℃左右即可），泡脚可以促进血液循环，同时清洁、滋润脚后跟的皮肤；

2 做好脚部保暖

秋冬寒风凛冽，脚部长时间暴露在冷空气中会加剧皮肤的干燥，使开裂更严重，日常可通过穿棉袜、棉鞋保暖；

3 涂抹润肤露

适当涂抹高保湿的润肤产品，比如蛇油膏、凡士林等。

如果您的脚后跟已经开裂了，千万不要去撕扯开口周围的皮肤，可每晚用温水洗脚，擦干后，再用润肤油护理，注意保持好个人卫生，勤换洗鞋袜，避免伤口感染。

22
日

冬季别犯懒，适度运动更有活力

冬季寒冷，很容易让人进补多、活动少。适当做些运动，一方面可以减少脂肪囤积，另一方面也可以增强抵抗力。约上亲朋好友一起适度运动，让这个冬天更鲜活温暖！

11
月

冬季运动的注意事项

1 **保暖、防止冻伤**：运动时根据不同环境，选择穿合适的衣服，多备几件，随时增减，穿戴好手套、帽子、鞋袜并带更换套装，运动后汗湿了的衣物需要及时更换。

2 **选择合适的运动方式**：结合自身健康状况而定，运动时间和强度要适当；快走、慢跑、瑜伽、跳绳等动作幅度小而热量消耗大的有氧运动，更适合冬天寒冷天气开展；一般有氧运动在半小时以上才有较好的效果，运动中注意观测心率，如有不适立即停止运动。

3 **户外运动注意**：合理分配体力，保证身体持续产热而不疲累，也避免选择长时间静止不动的项目；用鼻子呼吸，减少冷空气对口腔和肺部的刺激。

4 **运动前做好充分热身**：先活动开肌肉和韧带，避免运动中出现抽筋、肌肉韧带拉伤、关节扭伤等情况。

每个人都应该学会的拉伸运动

　　有健身经验的朋友都知道，在运动前后做好拉伸，可以减少健身运动对关节和肌肉的损伤，也能减轻健身的疲惫感。

　　即使在日常单独做做拉伸活动，也可以缓解身体的疲劳。如何让拉伸效果更好呢？

1 循序渐进
不求一次用力伸展，根据自身肌肉和韧带的僵硬程度，逐渐加大幅度。

2 微痛为宜
每个动作每次拉伸，以感到微微痛感即可。

3 时长控制
根据锻炼的部位和希望达到的效果，单部位10—60秒、整体一次拉伸5—10分钟为宜，时间过长反而容易让关节和韧带受损。

常见拉伸方法

	静态拉伸	弹振拉伸	动态拉伸
方法	肌肉拉到极限后，固定动作维持10—30秒	利用弹力工具，迫使拉伸部位超过平时活动范围	用柔和缓慢的动作，增加拉伸部位活动范围
难度	简单	简单	适中
适用	一般人群	对关节活动范围有要求的人群，肌肉紧张人群	一般人群
优点	方便、安全，受控程度高	快速扩大关节活动范围	柔和，有功能性，受控程度比静态更高
缺点	更适合运动后开展	易拉伤肌肉，易引发旧伤	过分伸展容易拉伤肌肉

24 _日 运动后四肢青筋暴起，是正常的吗？

我们所说的青筋，是指体表的浅静脉。运动后，四肢和太阳穴出现青筋暴起，可能是正常的生理原因导致，也可能是病理引发，大家注意辨别。

1 正常情况

剧烈运动后造成的短时静脉充盈、血液循环加快引起青筋暴起，适当休息可缓解。也因此，对于长期健身或从事体力劳动的人群而言，体脂率低、脂肪层薄，浅静脉很容易显露，加上肌肉量增多会需要血管更多供氧，在日常中也表现出明显青筋。

2 病理情况，需尽早到医院进行治疗

跖骨损伤：运动中脚背遭受重击打，出现脚背疼痛肿胀，也可能伴随血管肿胀；
下肢静脉曲张：膨出而迂回的青筋凸起，还可能伴有沉重肿胀感。

25 _日 小腿水肿，警惕下肢静脉曲张

当身体出现了一些疾病，如心肾功能受损、甲减、肝硬化等，会导致小腿水肿的发生。对症治疗，可以尽早恢复健康。除以上疾病之外，下肢静脉曲张也会导致局部血液循环不好，静脉压力增高，引起组织受损而出现水肿，还会并发静脉炎，甚至形成血栓。

如果发现双腿酸胀、乏力、轻微水肿，长时间站立和午后症状加重，平躺或抬高下肢时症状明显缓解，应注意是否出现了静脉曲张。

遇到此种情况，需要警惕，最好是及时前往正规的医院进行疾病排查，重点治疗下肢静脉曲张以改善。

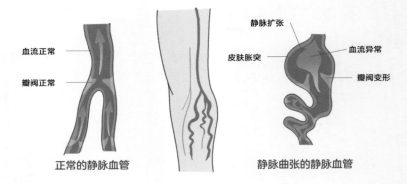

血流正常
瓣阀正常

静脉扩张
皮肤胀突
血流异常
瓣阀变形

正常的静脉血管

静脉曲张的静脉血管

26
日

如何预防下肢静脉曲张？

　　久站、久坐，以及体重超重，都是罹患静脉曲张的高危因素。我们日常可以尽量避免以下诱发因素，适量做些抗阻措施，来预防下肢静脉曲张。

❶ 避免久站或久坐，如因工作需要，可以常做些替换踮抬脚尖脚跟、旋转踝关节的小动作，通过小腿肌肉收缩，促进腿部静脉血液回流心脏；

❷ 久站工作人群，利用休息时间，做抬腿活动；睡觉前可躺在床上，抬高双腿维持15—30分钟，减轻静脉血液对下肢压力，缓解酸胀不适和轻微水肿情况；

❸ 养成规律运动习惯，特别是骑自行车、慢跑等锻炼腿部肌肉收缩的活动，运动时最好穿弹力袜，减轻疲劳感；

❹ 均衡饮食，避免过度肥胖，超重者做好体重控制与减脂训练，减少腿部压力；

❺ 避免束腰等给腹部增压的行为，日常选择宽松的衣物，减少高跟鞋的穿着；

❻ 高危群体可穿着有压力的医用弹力袜辅助。

静脉曲张袜有用吗？

通过国家药品监督管理局审批认证的"静脉曲张袜"才具有预防和缓解静脉曲张的功效，但是起不到治疗的作用。

我们日常可以根据作用、目的来选择静脉曲张袜。

● 因久站、久坐需要预防，可选中筒、一级露趾的弹力袜；

● 如已出现静脉曲张需做保守治疗的，可选长筒或中筒、二级以上的露趾弹力袜；

● 如曲张血管已经超过膝盖，应选长筒的弹力袜。

在选择和使用静脉曲张袜时，应根据发病部位及病情程度，通过专业的多点测量患肢周径决定型号和压力等级。

使用时，每天起床后穿戴，持续8—12小时，夜间休息时脱下，不建议穿着入睡。

清洗时用清水漂洗，平放自然晾干，不可拧干、避免暴晒，以延长使用寿命。

11月

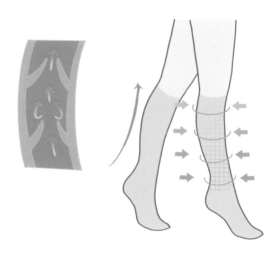

28日 淋巴水肿，如何自查？

淋巴水肿是一种慢性疾病，典型症状常常是四肢出现不明原因的肿胀，并伴随反复感染，严重者皮肤还会逐渐纤维化，变得又硬又厚。

淋巴水肿通常由于三方面原因导致：先天遗传与发育（出生早发，或青春期迟发）；淋巴管反复感染炎症；肿瘤的淋巴结清除和放疗。

生活中，怎样自查判断淋巴水肿的早期症状呢？

很多人会混淆单纯的水肿和淋巴水肿，可以观察肿胀部位的呈现特点。

1 用手指按压水肿部位，如果按下去有个坑，而这个坑是持续的、无法还原的；不管是长时间站立或者坐着，都出现了肢体肿胀，而且睡了一觉之后，第二天依旧恢复不明显；

2 肿胀部位的皮肤摸起来非常粗糙，并且整体开始发硬，虽然按下去没有坑，但是两侧肢体的体积明显不等大，这种情况往往是淋巴水肿在进展的表现，说明皮肤已经出现了纤维化。

如果您的肢体肿胀出现这些特征，建议前往正规的三甲医院，通过全面的检查判断淋巴水肿的程度，在医生的指导下接受正规治疗。

29日 淋巴水肿，能自愈吗？

淋巴水肿通常无法自愈。需要一些物理治疗，比如绷带、手法引流等方法来帮助患者淋巴的恢复。

注意事项

手法引流需要前往正规三甲医院！切勿盲目到按摩店或美容院进行推拿按摩，避免手法不当造成进一步的损伤！

淋巴水肿的手术包括以下两类：

1 抽吸掉已经堆积病变的脂肪和纤维组织，原理与传统的吸脂一样。

2 微创淋巴管静脉吻合术等。

注意事项

如果术前一星期左右刚刚发过高烧，体内有炎症，不建议接受手术，需要等全身情况稳定后再接受手术治疗。

总的来说，淋巴水肿的恢复是一个长期的过程，关键是早发现、早诊断、早治疗，这样才更利于恢复。

生活中如何缓解淋巴水肿？

11
月

想要避免淋巴水肿，日常养成健康的生活习惯，提升免疫力、干净整洁是关键。

1 避免脚气

有的淋巴水肿是脚气引起的一系列感染，这种感染有个明显的特征：腿上的淋巴管发炎了，就像长了一条红线一样，这种情况需要做好抗真菌治疗，避免加重淋巴水肿的症状。因此，日常生活中，注意手足部的清洁，避免脚气，对健康很重要！

2 身心放轻松

得了淋巴水肿要放宽心，乐观积极地配合医生进行物理康复，日常注意不要劳累，配合适度锻炼，坐姿或卧姿休息时可将肿胀肢体抬高，以缓解不适。

12 月

护肤、医美
总结与"避坑"

大雪 冬至

天寒地冻，防寒保暖

十二月，步入一年中最寒冷的时节，需做足防寒保暖措施。

回顾这一年的变美小目标，达成效果如何呢？

我们始终强调热爱生活，日常作息规律、饮食均衡、科学护肤、适度运动，才是变美的基本方程式。

美不是千篇一律，正因为每个人对美的感受不同，才让美不被定义。

接纳自己与身边人的本真模样，看见不同年龄段所拥有的各自独特的美，遵循自然规律，合理找寻自我更美的状态，才能让人生"活得漂亮"!

本月的总结整理，将带您辨别易致敏的护肤成分、特殊化妆品；清晰区分医学美容和生活美容；手把手教您查询化妆品的安全性，查询正规的医疗机构和整形医生；明确不能注射、不建议手术的医美整形项目，多重保障护肤及医美整形的安全；也将科普关于整形前后心态、常见的瘢痕修复等问题，帮助消除疑惑。

随着本月的结束，即将迎来新的一年。日复一日，年复一年，时光总会给予我们新的收获、喜悦与启发。

容颜之外，才华、思想、气质、品格是更深层的美。

不断发现美、塑造美，让自己越来越美，愉悦身心。

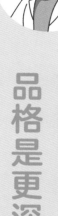

容颜之外，才华、思想、气质、品格是更深层的美

四季护肤重点，高效护肤攻略总结

季节更替，皮肤的状态也会随之变化。根据不同的季节特点，使用不同的保养方法，才能维持皮肤的健康，让皮肤保持在最佳的状态。

春 冷暖变化频繁、忽冷忽热，皮肤状态不稳定。

补水保湿+防过敏。适度防晒，使用温和的去角质产品，做好皮肤保湿滋润工作，预防花粉过敏。

夏 最热的季节，室内外温差大，紫外线辐射最强时期，皮肤油脂分泌旺盛。

防晒+清爽补水。全面防晒，保持皮肤清洁，注意补水保湿和调节水油平衡，选择清爽型的护肤品。

秋 气温下降，越来越干燥，换季易导致肌肤敏感。

保湿+修护。注意皮肤的保湿平衡护理，更换滋润型的护肤品，防晒工作仍要保持。

冬 气温、湿度急剧下降，空气异常干燥，皮肤容易发红、起皮、皲裂，皮肤干燥导致细纹明显。

保暖+滋养+抗衰。除了面部肌肤，全身都要涂抹润肤露，换用保湿效果好，具有恢复机能、抗老功效的护肤品，适当运动，促进新陈代谢。

每个人的皮肤特点不同，选择适合自己的护肤方式也十分重要。在四季的护肤重点中，防晒是必修课，至于如何选择防晒产品，大家可以翻看之前的内容。

2 日 护肤必看：
如何查询化妆品是否安全？

如果您的化妆品是通过代购或非正规渠道购买，当您拿到化妆品时，从标签上可以看到基本信息，其中对辨别真假最有用的三个信息是：

① 生产企业名称；

② 批准文号或者备案号（一品一证）；

③ 厂家的化妆品生产许可证编号（一厂一证）。

看到信息后，分以下几步进行查询。

电脑端：

1. 进入"国家企业信用公示系统"（https://www.gsxt.gov.cn/index.html），查询厂家是否存在。

2. 打开"国家药品监督管理局"的网站（https://www.nmpa.gov.cn/index.html）；

> **1** 导航栏选择**化妆品—化妆品查询**，进入新页面，可查询包括之前讲过的特殊用途化妆品在内的所有登记国产、进口化妆品;

> **2** 搜索栏输入产品名称快速搜索，即可根据内容列表信息，对照标签信息。

> **特殊化妆品增加步骤：**
> 搜索框左侧选择**国产特殊化妆品注册信息**，在框内填入信息，即可查询。

手机端：

1. 下载"化妆品监管"手机软件（国家药品监督管理局官方手机软件）；

2. 在页面最上方搜索栏，输入化妆品名称关键词进行查询；

3. 仔细核对手中产品信息和手机软件上显示的产品信息是否一致。

> 注意！信息不一致的产品可能涉嫌违法，不建议选购。

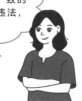

261

3日 特殊用途化妆品是指什么？

依据《化妆品监督管理条例》，化妆品被分为两大类：特殊用途化妆品、非特殊用途化妆品。

《条例》第十六条规定：特殊用途化妆品是指用于染发、烫发、防脱发、祛斑美白、防晒的化妆品。特殊化妆品以外的化妆品为普通化妆品。

此类化妆品具有特定的功能，它分为：

育发类
染发类
烫发类
脱毛类

美乳类
健美类
除臭类

祛斑美白类
防晒类

以上九大类，其所含的功能性成分存在一定的安全稳定性风险。因此，必须要经过国家监管部门的严格审核批准并下发批准文号后才能进行生产和销售，包装标签上必须标注批准文号，格式为：

国产——国妆特字G+4位年号+4位编号；
进口——国妆特字J+4位年号+4位编号。

4日 常见的护肤品成分及其功效一览

下图中信息供大家选择产品时作为参考。

补水保湿	美白祛斑	祛痘消炎	维稳修护	抗氧抗老
玻尿酸	烟酰胺	水杨酸	角鲨烷	视黄醇
氨基酸	熊果苷	尿囊素	金盏花	胜肽
甘油	维生素C	寡肽	神经酰胺	酵母
维生素B$_5$	果酸	茶树	虾青素	维生素E

5 日 常见致敏成分汇总

　　敏感肌人群最担心的就是化妆品用不对，导致各种皮肤问题加重。因此在选购化妆品时，可以留意是否含有以下的"易致敏成分"。

洁面类

皂基类（肉豆蔻酸、月桂酸、棕榈酸、硬脂酸、硫酸月桂酸钠）、月桂醇聚醚硫酸酯钠盐等

易致痘

月桂醇聚醚 -4、肉豆蔻酸异丙酯、异硬脂酸异丙酯、棕榈酸异丙酯、异硬脂醇异硬脂酸酯、月桂酸酯 PEG-12、肉豆蔻酸（十四酸）、硬脂酸（十八酸）

酸类

水杨酸、果酸、A 酸

防腐剂类

甲基异噻唑啉酮、双咪唑烷基脲、咪唑烷基脲、DMDM 乙内酰脲等甲醛及甲醛释体类，苯氧乙醇、苯甲醇等酚类，山梨酸、苯甲酸等部分酸类

防晒类

二苯酮 -3、4- 甲基亚苄亚基樟脑、甲氧基肉桂酸辛酯等

其他

PEG-40/60 氢化蓖麻油辛甘醇、羊毛脂醇化合物、棕榈酸盐、人工香料、染色剂

高浓度酒精类

乙醇、变性乙醇等

注意事项

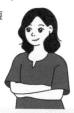

　　并不是含有以上成分的产品就一定不能使用，仅对易过敏人群、痘肌人群、皮肤正处于炎症期的人群而言建议避免使用。如需使用，可在医生的指导下进行选择，具体需根据自身的肌肤情况而定。

卸妆产品怎么选？

大家都知道，卸妆对皮肤的清洁很重要，但市面上的卸妆产品这么多，应该怎么挑选呢？

清洁力	优点	缺点	适合肤质
强 ↑ 卸妆水	清洁力强，质地清爽不黏腻、不含油分	有一定刺激性，需配合化妆棉擦拭使用，容易导致过度清洁	油性肌肤 混合性肌肤
卸妆油	清洁力强，适用于浓重妆容。"以油溶油"，用水乳化后可轻松卸除彩妆	肤感偏油腻，容易残留，不适合油皮和敏感肌使用，可能导致闭口粉刺	中性肌肤 干性肌肤
卸妆啫喱	质地柔软清爽，肤感较好，有一定保湿效果	卸妆力一般，适合日常妆或淡妆	敏感肌 皮肤薄和干燥人群
卸妆乳（膏）	卸妆乳比卸妆膏清爽，有一定润肤效果	质地偏厚重，不建议油皮使用，可能会导致痤疮	中性肌肤 干性肌肤
卸妆湿巾 弱 ↓	方便携带，有基础的清洁和保湿作用，适合差旅或应急使用	清洁力较弱，可能含有酒精、香精等致敏成分，不适合长期使用	油性肌肤 混合性肌肤

应对不同妆容时，选择合适的产品更有利于清洁，且不会给皮肤带来过多损害。

如何判断一款卸妆产品是否会对我们的皮肤产生刺激？

❶ 取一个透气型的创可贴，在中间的棉垫涂上卸妆产品；

❷ 把创可贴贴在耳后或者手臂的内侧皮肤上，10—30分钟后取下。如皮肤没有发红、刺激等不适，则可放心使用。

7日 如何判断自己的肤色色调？

很多朋友在描述自己的肤色时，喜欢用白皮、黄皮或者黑皮来形容，其实皮肤的冷暖度才是彩妆和服饰挑选的关键。人体的肤色色调一般分为三种：冷色调、暖色调和中性色调。

如何判断自己的肤色色调？分享几个自测小方法。

注意事项

测试前避免化妆，最好是洗完脸15分钟后，在室内自然光下、肌肤放松的状态下进行测试。

1 白纸测试法

面对镜子，取一张白纸放到脸旁，对比皮肤与白纸的颜色。如果在白纸的对比下，肤色偏黄，属于暖色调；肤色偏粉，属于冷色调；两种情况都不符合，则属于中性色调。

2 静脉颜色测试法

掌心向上，观察手腕处的血管分布，每个人都有蓝紫色、绿色两种颜色的血管，如果绿色偏多，属于暖色调；蓝紫色偏多，属于冷色调；两种情况都不符合或者感觉均等，则属于中性色调。

12月

3 首饰测试法

取银色、金色两种首饰分别佩戴在手上，观察哪种颜色能衬托出你的肤色更好。如果是金色，属于暖色调；如果是银色，属于冷色调；如果两种颜色下，肤色都没太大的区别，则属于中性色调。

4 穿衣测试法

分别准备一件蓝色、黄色的衣服，观察哪一件穿在自己身上能衬托出气色更好。如果是黄色，属于暖色调；如果是蓝色，属于冷色调；如果两件衣服穿上都差不多，则属于中性色调。

做了以上的测试，依然对自己的肤色色调不太确定，也可前往专业的皮肤美容机构进行检测咨询。

8 日 家用美容仪有用吗？

　　射频美容仪是目前使用范围最广的美容仪器之一，主打功效为抗衰。

　　国家药品监督管理局于2022年9月规定：家用射频治疗仪需按照Ⅲ类医疗器械管理，进行正规的报批流程。目前，多家医疗机构开展了此类产品的正规注册临床研究，来评估其有效性和安全性。相信在这些临床试验完成后，将能够给大家提供真正的获得监管部门批准的、在家里就能安全有效使用的家用美容仪器，保障大家健康变美。

不同功效的美容仪，如何选？

　　大家在挑选家用美容仪之前，一定要先明确自己的护肤需求。以下是常见的家用美容仪类型及对应的护肤作用，供参考。

常见美容仪类型	护肤作用
超声波美容仪	深层清洁，疏通毛孔，提升皮肤的新陈代谢能力
激光美容仪	紧致除皱，促进胶原蛋白新生（需专业人士操作）
LED（红蓝光）美容仪	红光帮助组织修复、提亮肤色；蓝光抑制皮肤炎症、消毒杀菌、控制油脂分泌、调节角化
RF 射频美容仪	提拉紧致、淡化细纹、促进胶原蛋白新生

注意事项

家用美容仪对比于医用美容仪，在发出的能量、波段和瓦数都更小，以保证您在家里使用的安全性，因此需要长期坚持使用。使用时也需注意短时间、多频次，不可一次使用太久，避免损伤皮肤。

9日 正确医美观，很重要！

医美技术日新月异，注射与光电等技术越来越广泛应用于面部年轻化领域。提醒大家：不要指望靠医美一劳永逸！

大家都知道护肤品不是一劳永逸的，所以科学护肤，贵在坚持。而选择医美，也不会一劳永逸！医美只能在一定的作用周期内，改善日常护肤难以解决的问题：例如皮肤皱纹、痤疮痘印、瘢痕增生、文身色沉等。

医美整形的意义在于通过对面部、身体外观的改善，帮助求美者拥有更自信和开朗的性格。

10日 18 岁前能不能整形？

通常情况下不建议。

未成年人的身体及五官仍在发育，盲目医美整形很可能导致孩子长大后发现原有的整形效果已不再适合成年后的骨骼轮廓。同时，未成年人的人生观、世界观和价值观没有完全形成，不宜引导未成年人形成"变美就会变得好"的价值观。

对于未成年人以功能改善为目的的整形手术，则有着非常严格的规定。

如儿童身上的烧伤后瘢痕，如果瘢痕的挛缩已经影响到孩子的身体功能甚至生长发育，就一定要尽早手术。如果只是外观性的问题，则可以与家长共同商议孩子最适合接受治疗的年龄及治疗的方法。

12月

关于未成年人的私密整形须知

美国妇产科学会曾经发表一份声明，要求医生在面对要求进行私密整形手术的未成年人时，需做到以下要求：

1 排除未成年人体象障碍，辅导解决心理方面的问题，如不断地通过整形来缓解自己的心理问题等。

2 需要在父母与孩子都充分知情同意的情况下，了解手术能够达到什么样的效果，充分了解手术可能的风险、并发症，避免对手术产生过高的、不现实的心理预期。

3 给予患者一些替代性治疗的建议：比如对于小阴唇轻度摩擦的情况，可以尝试用一些润肤霜、润肤膏来减少摩擦等。

在这些都已经充分交代的情况下，有法定监护人或者父母的签字同意才能给未成年人实施此类手术。

请明确区分医疗美容和生活美容

两者最大的区别在于是否采用医疗手段进行美容治疗。

医美，是"医疗美容"的简称，医美机构以开展医疗美容诊疗业务为主，其中医美机构本质上是医疗机构，这就意味着：

1 场地、环境，必须符合有关政策法规，是有正规资质、由卫生管理部门认可的医疗机构；

2 持有正规医疗资质的执业医师，同时持有整形外科或美容外科资质，才能为您开展诊疗服务。医美专业对医生的培训、资质的要求都有明确的规定。

把好这两个关，才能算正规的医疗美容。

医疗美容和生活美容——项目差异

两者的主要区别在于对皮肤有无创伤性、有无侵入性。

"医疗美容"是指运用手术、药物、医疗器械以及其他具有创伤性或者侵入性的医学技术方法，对人的容貌和人体各部位形态进行改善及修复。

项目主要包括双眼皮手术、隆鼻隆胸手术（软组织填充）、注射肉毒素和透明质酸、激光光电治疗、化学剥脱术等。

"生活美容"是指运用化妆品、保健品和非医疗器械等非医疗性手段，对人体所进行的皮肤护理、毛发护理、按摩等带有保养性质的非侵入性美容护理。

	医疗美容	生活美容
场所资质	《医疗机构执业许可证》。由卫生管理部门认可的医疗机构其手术室、医疗器械、医护着装、消毒设备必须达到灭菌级别。	《公共场所卫生许可证》。设备简单，无刺破性行为，无需达到灭菌的标准。
从业人员要求	正规医疗资质的执业医师，同时具备整形外科、美容外科资质，由卫生管理部门监管。	普通美容师，非专业医师取得健康合格证明后方能上岗，由人社、劳动部门监管。
效果差异	有效治疗；并能在有效周期内，迅速感受到治疗效果。	以放松为主；无法短期内获得相对持久的美容效果。

13日 皮肤科、美容皮肤科、整形外科的区别

	皮肤科	美容皮肤科	整形外科
核心目的	治愈皮肤疾病	从改善肌肤到美肤，追求皮肤更好，肌肤年轻化	通过手术或非手术治疗来重塑面部或身体的形态
花费	普通医保通常会覆盖皮肤科疾病	较高额花费，通常需自费	通常需自费
治疗事项	皮肤溃烂、湿疹、痤疮、疣、脚癣等皮肤疾患或疾病	帮助肌肤年轻化，使用光电、超声类仪器设备，可以进行玻尿酸或肉毒杆菌的注射，也可治疗痤疮、毛孔粗大、祛除痘坑痘印等	可以改善面部轮廓和身体线条，如：改善下颌轮廓、吸脂、双眼皮手术、隆胸等；也包括注射填充及光电等非手术治疗

14日 医美项目：手术类和非手术类的区别

医疗美容分为手术类和非手术类，均由经注册的专业医师进行。

1 手术类医美（整形）
属于外科诊疗

指通过手术对人体各部位进行侵入性的改变，由美容外科医生进行，旨在从根本上改变外观。这类项目一般操作较难、创伤大、恢复期长、风险相对较高。

2 非手术类医美（轻医美）
属于非外科诊疗

指用无创或微创医学疗法满足求美诉求，主要包括注射疗法和光电疗法。

1 注射疗法：通过注射玻尿酸、肉毒素、胶原蛋白等材料达到消除面部皱纹及塑形的目的；

2 光电疗法：使用激光射频等技术收紧皮肤、去除色素和重塑肌肤表层。

　　相较于手术类项目，轻医美项目操作简单、创伤小、恢复期短、风险相对较低。

15
日

图解医美整形项目的分类

嗨体、玻尿酸
肉毒素、胶原蛋白

注
射

光
电

身
体

面
部

激光项目：皮秒

射频项目：热玛吉、热拉提

强脉冲光项目：光子嫩肤

超声波项目：超声刀

12
月

眼角整形：
开眼角、眼睑整形术

鼻部整形：
假体隆鼻、鼻翼缩小、歪鼻矫正

面部塑形：
下颌磨骨、颧骨磨骨、面部凹陷填充

胸部塑形：
假体丰胸、
自体脂肪丰胸

身体塑形：吸脂

16_日 怎样选择医美项目？

市面上越来越多的医美机构和项目，如注射类、激光类、手术类等，到底该按照什么顺序做选择呢？

1. 请先思考，希望改善的部位 ➡ 详见1月28日内容

是想先改善轮廓呢，还是只是希望改善五官？或调整肌肤状态？

2. 优先选择皮肤的健康与美丽

针对您要改善的皮肤问题，选择合适的项目。

3. 通常顺序建议

皮肤问题改善后再考虑轮廓；轮廓改善后再考虑五官及其他手术类项目。

4. 避免过多整形项目一起进行

如果所有的治疗项目都是有创的，不建议一次性做过多的项目，避免带来累加性的损伤。

举例来讲

注射肉毒素之后，为了避免药物不适当的弥散，建议大家至少一个月后再接受光电类治疗；或者如果接受了剥脱类的激光，皮肤表面有结痂，也不建议在这时候接受任何的手术。

17_日 怎样选择医美机构？

1 选择几家不同的医美机构进行对比，并确保机构的正规性。

➡ 详见12月18日内容

2 不要只因价格因素选择某一家机构或诊所。

注意事项

警惕网购医美项目的消费陷阱：以很低的价格网购某个医美项目，到店后又被要求拆分和加项，导致整体消费比到正规机构高很多。
更加不安全的误区：您甚至没有选择一家医疗机构，而是选择听信所谓的熟人、朋友介绍，在非医疗场所接受治疗。这种情况往往是医美事故的诱因！

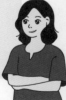

❸ 确认机构正规性后，不妨多询问几位医生，充分沟通优点与缺点，记录面诊意见。

❹ 了解手术全周期的整体价格。

❺ 综合评估后，选择能充分理解您的需求并耐心说明手术的受益及可能的风险、让您信任的整形医生所在的机构。

18日 必看：
如何查询医美整形机构的正规性？

准备面诊或接受医美整形前，务必确认您要接受医疗行为的地方是否正规、安全；该医疗机构是否具备整形外科或美容外科资质；确认即将为您实施手术的医生资质及其执业范围。

如果您计划接受的项目涉及麻醉，请务必确认该医疗机构设有麻醉科，及麻醉医生是否具有专业资质。明确以上信息，才是掌握了变美的安全线和生命线。

12月

查询正规医疗机构的方法

电脑端：

❶ 打开浏览器，进入国家卫生健康委员会官网（http://www.nhc.gov.cn/）；

❷ 找到服务—信息查询—医卫机构—医院执业登记；点击后进入全国医疗机构查询页面，依次输入：所在省份（必填）、医疗机构名称（至少输入机构名称中连续的四个字后可模糊查询）、验证码，点击查询；

❸ 确认医疗机构的级别：明确您计划接受的医美整形项目的医院等级是否符合要求（医美整形项目对应医疗机构，详见1月11日《医疗美容项目分级管理目录》）；

❹ 确认该医疗机构的诊疗科目：是否设有整形外科、美容外科、医疗美容科、美容皮肤科、麻醉科。

手机端：

❶ 下载"国务院"手机软件；

❷ 点击左下角服务—医疗机构查询。

19 日

必看：如何识别正规的整形医生？

注意事项

如果已经选好了正规的医美整形机构或医院，在医院的官网信息中，也可以查询到关于医生的介绍。

查询执业医师的方法

电脑端：

1. 打开浏览器，进入国家卫生健康委员会官网（http://www.nhc.gov.cn/）；

2. 找到服务—信息查询—医卫人员—**执业医师**，点击进入医生执业注册信息查询页面，依次输入：所在省份、医师姓名（务必输入全名）、所在医疗机构（至少输入机构名称中连续的四个字后可模糊查询、验证码，输入完毕后点击查询；

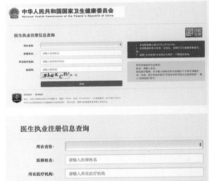

3. 确认即将为您做手术的医生（执业医师）：确认执业医师的**主要执业机构**，确认其**执业范围、专业**；

4. 如果涉及全麻的手术，请确认麻醉医师具备执业资质。

手机端：

1. 下载"国务院"手机软件；

2. 点击左下角服务—医师执业资格查询。

20
日

必看：
如何查询药品或医疗器械是否正规？

　　如果您选择的是正规的医疗机构，药品和器械通常由医生开具处方，可放心使用。

　　您可以从电脑端登录**国家药品监督管理局**网站（https://www.nmpa.gov.cn/index.html）：

1 查询药品正规性

点击**药品—药品查询—进口药品、国产药品**，即可输入所要查询的**药品名称、批准文号**等相关信息，点击**详情**后进行比对校验，如肉毒素等。当您对药品来源渠道存疑时，请注意核对。

日常生活中的其他药品也同样适用！

2 查询医疗器械正规性

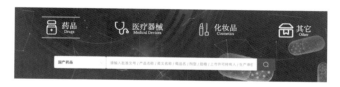

点击**医疗器械—医疗器械查询**，即可输入所见**产品名称**等相关信息，进行比对校验，如热玛吉这类目前较火的医疗器械。当对治疗仪器存疑时，不妨先比对后再接受治疗。

21
日

强调：注射医美前的三确认！
（以玻尿酸、胶原蛋白为例）

首先，要知道注射医美属于医疗行为。我国已批准上市的注射用交联透明质酸钠凝胶、胶原蛋白等整形用注射填充物类医疗器械，在使用过程中需要通过注射针等医疗器械注射到真皮层或皮下组织。与整形用注射填充物类医疗器械配合使用的注射针，也应当在我国取得医疗器械注册证。

确认一

求美者应确认自己选择的医疗美容机构：如医疗整形专科医院、门诊部或诊所等是否持有《**医疗机构执业许可证**》；并确认"诊疗科目"中是否涵盖"美容外科"或（和）"美容皮肤科"。

这里要特别强调：生活美容院等没有资质的机构，不可以向消费者销售和注射玻尿酸、胶原蛋白。未经许可擅自销售注射属于违法行为。

确认二

消费者应确认执行注射的医师，是否持有《医师资格证书》和《医师执业证书》；无证注射，属于非法行医。

确认三

所使用的玻尿酸或胶原蛋白产品，已经获得《医疗器械注册证》，产品包装盒上都有注明其在我国上市的注册证号。
消费者可以在**国家药品监督管理局官网**数据查询一栏进行核实。未经药品监管部门注册的玻尿酸，其产品质量未经审批验证，注射后可能引起过敏、红肿等，甚至会出现肉芽肿等病变；而使用未经药品监管部门注册的注射类假冒产品，可能会出现更多严重不良反应，求美者务必擦亮眼睛。

医美整形总结——注射类

在非手术类的"轻医美"项目中，注射类医美规模大、应用广，现在一起来看看常见的注射类医美有哪些吧！

名称	核心成分	功效作用
童颜针	聚左旋乳酸	刺激胶原新生、紧致提升、抗衰
少女针	70%水溶性凝胶（CMC）+30%聚己内酯微米晶球（PCL）	刺激胶原蛋白增生
水光针	透明质酸	补水保湿、收缩毛孔、舒缓皮肤
瘦脸针除皱针	肉毒毒素	紧致轮廓、祛皱
嗨体	透明质酸钠	祛除颈纹

12
月

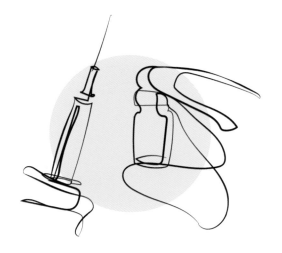

医美整形总结——激光类、无创类

凭借着恢复时间短、见效快等特点，光电类医美成为医美咨询的热门项目类型。不同光电项目的效果及原理不同，在考虑接受治疗前，以下信息可供参考。

类别	项目名称	功效及适应证
射频类	热玛吉	提拉、紧致、除皱
	超声刀	促进胶原新生，抗衰
	Fotona 4D	面部提升、眼周抗衰、颈部提升、美白
	热拉提	提拉紧致、祛除皱纹
	深蓝射频	立体塑形、紧致肌肤
	黄金微针	毛孔粗大、痘坑、妊娠纹
激光类	红蓝光	红光：美白淡斑、嫩肤去皱、修复受损皮肤、抚平细纹，缩小毛孔 蓝光：抑制炎症，治疗痤疮
	强脉冲光（光子嫩肤）	改善红血丝、肤色暗沉不均
	皮秒、超皮秒	雀斑、老年斑、咖啡斑、褐青色斑、太田痣等
	染料激光	面部红血丝、酒糟鼻、痤疮等血管性疾病
	调Q激光	雀斑、雀斑样痣、咖啡斑、褐青色痣、洗文身、鲜红斑痣、蜘蛛痣等
	冰点脱毛	所有部位的毛发祛除

24
日

医美整形总结——常用成分、材料的区别

了解不同的医美成分和作用功效。

使用类型	常用材料名称	作用功效	恢复期	维持时间
注射类	透明质酸（玻尿酸）	面部填充除皱和塑形	1—3天	6—12个月
	肉毒素	除皱、塑形	1—3天	4—6个月
	胶原蛋白	面部年轻化及眼周的改善	7—15天	9—12个月
	聚左旋乳酸PLLA（童颜针）	抗衰、除皱	7天左右	2年
	微米晶球聚己内酯PCL（少女针）	即时填充，促进胶原蛋白新生	2天	1年
酸类	果酸 水杨酸 杏仁酸	改善黑头、毛孔粗大、痘痘肌	1—3天	定期使用
	柠檬酸 甘醇酸	肌肤色沉、痘印	1—3天	定期使用
移植类	自体脂肪	凹陷、皱纹	15—30天	成活后能长期保持
	假体（硅胶、膨体）	塑形、轮廓塑造	7—10天以上	依据不同假体材料的年限
	面部线雕	提升轮廓、收紧组织	10天左右	1年左右

12
月

医美整形总结——不同项目的恢复期

接受医美治疗，恢复期的长短是很多女性朋友们首要关注的重点，以下信息供参考。

项目名称	适应证	常规恢复期
光子嫩肤	日常保养、美白嫩肤	1—3天
果酸焕肤	祛痘、祛闭口粉刺黑头	1个月左右 红斑完全消退
皮秒、超皮秒	祛斑、嫩肤、祛痘印	1—3天
皮秒、超皮秒爆破	祛斑、祛痘印	7—10天
热玛吉	抗衰紧致提拉、刺激胶原再生	1个月
热拉提	抗衰提拉	1天
非剥脱点阵激光	去除填平痘坑、痘疤、疤痕	7—10天
剥脱点阵激光	填痘坑、平疤痕	2—3个月 红斑完全消退
玻尿酸填充	改善苹果肌、泪沟、法令纹、细纹	1—3天
肉毒素注射	瘦脸、除皱、塑形	1天
瘦脸针	瘦脸、小V脸、提升下颌线	1天
Fotona 4D	紧肤溶脂塑形	3—7天
酷塑冷冻溶脂	溶脂瘦身，消除赘肉	无恢复期
微针	痘印痘坑、闭口粉刺、黑头	5—10天
水光针	补充玻尿酸、保湿提亮、补水淡纹	3—7天
黄金微针	毛孔粗大、细腻肌肤、痘印色沉	3—7天
嗨体	祛颈纹	1—3天

注意事项

身体和四肢的医美整形手术与微创类的轻医美项目不同，大部分需要麻醉，如抽脂等，必须就诊于有专业资质的医院或医疗机构。

➡ 详见1月11日内容

这些手术的恢复周期，根据治疗范围及个人体质不同也有所差别。好的心情、清淡饮食、补充优质蛋白、多吃新鲜水果蔬菜、规律作息都有利于术后恢复。

26
日

轻医美术后恢复，常规注意事项

轻医美项目存在轻微创伤，做好恢复期的护理工作很重要。
一般而言，您需要做到：全周期严格防晒。

第0—3日

急性敏感期，需抗炎、祛红、保湿。

对于手术部位，我们可以用冰敷、敷医用面膜等方法为肌肤降温祛红、帮助稳定肌肤状态。

> 24小时内避免热敷和按摩，72小时内注意补水保湿修护。

第4—14日

平缓敏感期，预防感染，促进表皮生长。

可涂抹修护精华进行修复，建议尽量选用含抗氧化、生长因子、胶原蛋白、胜肽等成分的医学护肤品，让皮肤细胞重新调整到最佳状态。

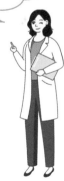

> 2周内禁烟酒，尽量避免桑拿或剧烈运动。

第15—28日

完整敏感期，日常保养。

12月

注意事项

建议使用温和舒缓型或医学护肤品，功能选择保湿、抗氧化类，再逐渐恢复正常的应季护肤。

"避坑"指南：不要轻视医美麻醉！

麻醉是整形手术的安全生命线！请务必重视。

麻醉的方式

麻醉方式	定义	特点	注意事项
局部麻醉	适合创伤小的手术。指在患者神志清醒的状态下，将局麻药注射于身体局部，使某一部分的痛觉暂时被阻断	与全麻相比，操作简单、安全性高、并发症少、术后恢复快，手术中医患双方可直接沟通	对受术者自身状况要求严格，对麻醉医师的经验要求更高
全身麻醉	全麻适合长时间手术，麻醉药通过吸入或静脉给药进入体内，手术过程中患者为睡眠状态，无疼痛的感觉	受术者在"睡眠"中不知不觉地完成手术，舒适度高	用药复杂多样，需要由麻醉师进行，监测的要求更高
表面麻醉	在皮肤表面敷麻药。一些微创的医美项目一般选择表面麻醉	不破皮，局部敷药	时长30分钟左右，皮肤有红肿痒炎症期时需警惕麻药过敏的情况

常见整形手术的麻醉方式分类

1 双眼皮手术

建议局麻，因为手术过程中需要配合医生进行睁眼等面部表情动作，以保证整形后的形态

2 鼻部整形

局麻或全麻

3 面部激光治疗

表皮麻醉

4 面部埋线提升

局麻

5 全面部除皱术

全麻

6 假体隆胸

全麻

7 吸脂

局部肿胀麻醉或联合全麻

8 自体脂肪填充

全麻或局麻

9 骨性面部轮廓整形

一般采用插管麻醉

10 乳房下垂悬吊术

全麻

11 私密整形

全麻或局麻

当手术需要进行全麻时，请务必确认医院具备相关全麻手术的资质、麻醉医师资质！

28 日

"避坑"指南：远离非法医美注射物！

这6种非法注射物，请远离！

溶脂针	粉毒瘦脸针	干细胞
尚处在临床试验阶段	国家药品监督监管理局未批准使用	仍处于临床试验阶段

生长因子	冻干粉	骨粉
不可控地生长，还会出现硬块、结节等，出现异常生长只能手术切除	不可用于皮下注射，容易出现皮肤过敏与感染发炎	通常用于骨缺损的修复，不宜注射于浅层皮下，难以完全取出

29 日

"避坑"指南——不建议的医美整形项目

> 理性选择医美整形，以下是正规的医美整形机构不会推荐的项目，注意避坑！

❌ **美白针**
目前国家药品监督管理局尚未批准任何一款美白针产品，市面上的美白针均不合法。

❌ **阴道内注射填充**
非常危险！容易导致栓塞甚至造成死亡。

❌ **鼻部线雕**
不仅不能达到持久让鼻子变高的效果，线头排出还有可能引起反复感染，需多次手术取出修复。

❌ **眼睑下至**
术后效果不可逆，稍有不慎可能导致眼睑闭合不全、眼睑外翻、结膜炎等。

30
日

"避坑"指南:
警惕过度医美和超前消费!

1 避免美丽的迷失

不要为了迎合其他人而整形,不要今天想整成一个样子,明天又想整成另一个样子,盲目折腾! 有博主因为粉丝的评价而多次进行不同部位的整容,却永远只能满足一部分粉丝的喜好,总有些粉丝不满意整形后的效果,让博主苦不堪言。

在每一次医美前,都要充分了解医美能达到的效果,合理预期术后效果,了解可能存在的风险和全周期的价格后,再决定是否进行。

2 远离整形贷、美容贷

涉及美容贷款的,通常并非正规的医美机构,请远离为了变美而超前消费的行为! 在能力范围内,安排规划好自己的生活,才能从容优雅。同时,部分医美机构可能存在过度营销或套路消费的陷阱,请您擦亮眼睛。

3 不要盲目崇拜海外整形

在考虑是否需要去国外进行医美整形前,请务必明确海外的整形机构和医生的正规性。2015年曾报道过的"影子医生"在韩国非常普遍,部分整形医院只顾挣钱,如整形医生同时在做麻醉医生,团队和医疗人员配备不完善导致危及求美者生命的案例等屡见不鲜。由于语言不同、跨国法律的差异,维权会更加困难。

关于价格疑惑

医美收费体系的不同实际源于私立和公立医院的管理模式不同,其成本结构不一样。比如对于公立医院,没有广告成本,所有的价格需要在当地物价局报备后才能开展相应收费。而对于私立机构,因为美容领域是市场备案制,只要机构认为它在市场上有竞争力,就可以自由进行报价。相关价格因治疗方案、地域、医院等级、医生水平、仪器、产品等不同而存在差异,不妨货比三家,问清楚每个医院用的设备、产品以及具体的治疗过程而自行分辨优劣。

记住，越贵的不一定越好，但特别便宜的一定有问题；网上可以查到医疗机构是否正规，有没有不良投诉记录，➡ 详见12月18日内容请别怕麻烦，多留心，确保安全。

31日 重拾自信的医美整形修复

医美的初心：改善生命质量。

整形外科这门学科一开始是为了纠正先天或后天创伤因素导致的畸形，修复此类患者的功能及形态而诞生。通过整形治疗，帮助改善患者容貌外观的畸形，让他们能更好融入社会和人群，重拾生活的自信。

如先天性唇腭裂不敢露出笑容的儿童、耳郭畸形自卑留长发的少年、因救火烧伤遗留大面积瘢痕的消防员……

医美的初衷从未改变，我们希望通过专业严谨的医疗技术，为真正有需要的人们，带来身心的健康，改善他们的生命质量。

12月

后记

如今，随着人们生活水平的提高，医学整形也不再局限于因病矫畸、因伤修护，想通过整形、医美改变自己的爱美者、求美者越来越多，却并不是人人都能做到**安全变美**。

在门诊中，我们经常遇到令人痛心的案例，他们或是接受了不明注射物，或是在不正规的美容机构进行了非法的治疗，又或是过度医美引起了并发症……

于是我们倾听求美者的心声，收集大家对美的需求，解答对美的疑惑，帮助建立正确医美观。

"整形安全官"设立的初衷，就是希望能将千千万万爱美者可能面临的安全隐患，以科普的方式从源头上杜绝。

写给求美者们：

作为一名从业近20年的整形外科医生，我知道还有许多人正在因为自己的不完美、不好看而受煎熬，想要用整形来解决生活中遇到的困扰。

所以每当有人问"我该如何变美"时，我想对所有求美者说："我支持您变美，但我也希望您能善用'整形'。"

当您拥有多种价值评判体系，您才有选择是否整容的自由。真正的人生，远远不是只有变美那么简单！